Cuerpazo para siempre

Cuerpazo para siempre

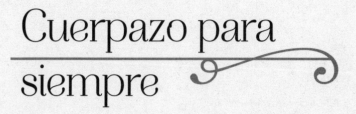

*Mi método para transformar tu figura
en un cuerpo de infarto*

CLAUDIA MOLINA

ATRIA ESPAÑOL

Nueva York • Londres • Toronto • Sídney • Nueva Delhi

ATRIA
ESPAÑOL

Un sello de Simon & Schuster, Inc.
1230 Avenida de las Américas
Nueva York, NY 10020

Primera edición en rústica de Atria Español, septiembre 2017

ATRIA ESPAÑOL y su colofón son sellos editoriales de Simon & Schuster, Inc.

Para obtener información respecto a descuentos especiales en ventas al por mayor, diríjase a Simon & Schuster Special Sales al 1-866-506-1949 o al siguiente correo electrónico: business@simonandschuster.com.

La Oficina de Oradores (Speakers Bureau) de Simon & Schuster puede presentar autores en cualquiera de sus eventos en vivo. Para obtener más información o para hacer una reservación para un evento, llame al Speakers Bureau de Simon & Schuster, 1-866-248-3049 o visite nuestra página web en www.simonspeakers.com.

Diseñado por Esther Paradelo

Impreso en los Estados Unidos de América

10 9 8 7 6 5 4 3 2 1

ISBN 978-1-5011-6828-4
ISBN 978-1-5011-6829-1 (ebook)

A ti, mi querido lector, por la confianza que has depositado en mí como tu guía en este gran emprendimiento que traerá salud, belleza y bienestar para ti y toda tu familia.

Índice

Introducción   xiii

Autoevaluación   1
Sobrepeso y obesidad   3
Índice de masa corporal, una herramienta muy útil   4
La medida de la circunferencia de tu cintura,
    mucho más que un dato estético   8
Contextura física   11
Peso ideal según tu contextura fisica, género y estatura   13
Porcentaje de grasa corporal   16

Factores causantes del sobrepeso y la obesidad   21
La edad   22
El sistema endocrino o sistema hormonal   23
Glándula tiroides   24
Glándulas sexuales   31
La menopausia   33
Falta de balance energético   38
El estrés   40

Consejos importantes que te conducirán al éxito   52
Firma un contrato contigo mismo   53
La paciencia es tu cómplice para transformar tu cuerpo   54
Si deseas cambiar, hazlo por ti   56

Pautas para mantener la motivación   59

Elimina las excusas, no te autosabotees   65

Controla tu metabolismo   70
   ¿Qué es el metabolismo?   70
   La tasa metabólica basal   73
   Tipos de metabolismo   79
   Metabolismo de tortuga (lento)   79
   Metabolismo de conejo (rápido)   89
   Metabolismo normal   96

Calcula tu mínima cantidad de kilocalorías diarias   97
   La verdad sobre las kilocalorías   99
   Kilocalorías vacías   101

Fundamentos y principios de mi plan alimenticio   104
   Las proteínas   105
   Los glúcidos o hidratos de carbono   111
   Las grasas saludables   117
   Vitaminas y minerales   120
   El importante rol de la fibra dietética   122
   El valor de los prebióticos y los probióticos   124
   La sal rosa del Himalaya   127
   La stevia   128
   El agua, elixir de la vida   129

Los grandes mitos acerca de la pérdida de peso   132

Aprende a nutrir tu cuerpo y evita el efecto rebote   137

El método de Claudia   140

META: Bajar de peso y reducir el porcentaje
de grasa corporal   143
   Menú semanal para bajar de peso y reducir
     el porcentaje de grasa corporal   146

Plan de entrenamiento físico: fase quema grasa   150
Rutina semanal de la fase quema grasa:
   ejercicio cardiovascular   150

META: Mantener el peso corporal   158
Menú semanal para mantener el peso corporal   160
Plan de entrenamiento físico: fase de mantenimiento   165
Rutina semanal de la fase de mantenimiento   166

META: Aumentar el peso corporal e incrementar
la masa muscular   169
Menú semanal para aumentar el peso corporal
   e incrementar la masa muscular   172
Plan de entrenamiento físico: fase de aumento
   de peso y masa muscular   177
Rutina semanal de la fase de aumento de peso
   y masa muscular   178

Las delicias de Claudia: Recetas saludables, balanceadas
y deliciosas con los frutos de la naturaleza   183
   LUNES   183
   Desayuno: Delicioso despertar   183
      Huevos revueltos y avena con mango, granada
      o pomegranate y semillas de chía
   Merienda de la mañana: Golosina natural   185
      Pera con almendras
   Almuerzo: Sabor casero   185
      Albóndigas de pavo en salsa de tomate natural
      con arroz integral y ensalada
   Merienda de la tarde: Fresca sensación   187
      Licuado verde
   Cena: Mosaico de nutrientes   187
      Bacalao al horno con espárragos

MARTES   188

Desayuno: Destello de energía   188
   Parfait de yogurt griego y tortas de atún

Merienda de la mañana: Saludable capricho   189
   Yogurt de fruta congelado con kiwi

Almuerzo: Súper ensalada al estilo Claudia   190
   Ensalada con pechuga de pollo, maíz
      y vegetales frescos

Merienda de la tarde: Sorprende tus sentidos   191
   Jícama al horno con queso labneh

Cena: Manjar saludable   192
   Hamburguesa de pavo con champiñones, acelgas
      y tomates cherry

MIÉRCOLES   193

Desayuno: Despierta tu metabolismo   193
   Ensalada de claras de huevo con guacamole y pancake
      de calabaza

Merienda de la mañana: Bálsamo tropical   194
   Papaya con queso cottage

Almuerzo: Mixtura de nutrientes   195
   Camarones con quínoa roja y vegetales

Merienda de la tarde: Mi dulce secreto   196
   Yogurt griego con cubos de gelatina

Cena: Deleite al paladar   196
   Pechuga de pollo con tallarines de zucchini
      en salsa blanca

JUEVES   197

Desayuno: Vigoriza tu mañana   197
   Omelette de huevo con zanahoria y albahaca,
      y cereal de fibra

Merienda de la mañana: Néctar natural   198
   Licuado verde

Almuerzo: Exótica combinación 199
Salmón con Spirulina, puré de papa morada y ensalada

Merienda de la tarde: Pica sin remordimientos 200
Edamame y chips de kale

Cena: Sabores familiares 201
Pechuga de pollo rellena con aceitunas
y habichuelas verdes

VIERNES 202

Desayuno: Levántate a brillar 202
Pizza de huevo con tomate y quínoa roja

Merienda de la mañana: Dulzura silvestre 203
Melón verde y melón cantalupo con pistachos

Almuerzo: Fusión de sabores 204
Pechuga de pollo en salsa de yogurt griego,
papa dulce y ensalada

Merienda de la tarde: Antojo exprés 205
Chips de zucchini y zanahoria con queso cottage

Cena: Auténtico placer 206
Ensalada fresca de jícama con lomos de atún blanco,
vegetales y aguacate

SÁBADO 207

Desayuno: Energía al instante 207
Sándwich de pan pita integral con claras de huevo
y jugo de sandía con menta

Merienda de la mañana: Postre natural 208
Manzana con mantequilla de maní

Almuerzo: Sabores de mi tierra 209
Estofado de carne con calabaza y ensalada

Merienda de la tarde: Dulce aroma de café 210
Pudín de semillas de chía con café y nueces

Cena: Tacos dietéticos 211
Tacos de lechuga con pollo y corazones de alcachofa

DOMINGO   213

Desayuno: Amanecer inolvidable   213
   Huevos de codorniz y pancake de avena
      con arándanos azules

Merienda de la mañana: Recuerdo de la abuela   214
   Mousse de gelatina con frambuesas

Almuerzo: Equilibrio perfecto   215
   Pescado blanco con semillas de chía, quínoa blanca
      y coles de Bruselas

Merienda de la tarde: Sabor tropical   216
   Pinchos de jamón de pavo, queso blanco
      y melón cantalupo

Cena: Meta cumplida   217
   Pechuga de pollo con especias e hinojo al horno
   Recomendaciones generales y explicación
      de mi menú semanal   218

El método moldeador de Claudia   223
   Cuerpo en forma de manzana   224
   Cuerpo en forma de pera   226
   Cuerpo en forma de regla   227
   Cuerpo en forma de reloj de arena   229

Claudia te aconseja   231

Ahora mi método es tuyo   233

Agradecimientos   235

Introducción

Querido Lector:

Desde pequeña me caracterizó una pasión especial por enseñar y compartir mis conocimientos con mi círculo de familiares y amigos más cercanos. Siempre he considerado el compartir una gran virtud, porque este bello acto conlleva un gran gesto de desprendimiento con el fin de hacer un bien a otra persona sin otra pretensión más que la de ayudar. En diferentes etapas de mi vida he podido cumplirlo con mucha satisfacción. Lo inicié en mi propio hogar enseñando a leer y escribir a una gran mujer que cuidó de mi hermano y de mí por muchos años cuando éramos pequeños. Por sus escasos recursos y situaciones de la vida, ella nunca tuvo la oportunidad de estudiar y tuvo que empezar a trabajar desde muy joven. Su historia me motivó a ayudarla y a enseñarle a leer y escribir durante las tardes que pasaba en mi casa. Fue un proceso muy lindo en el que valoré cada segundo que le dediqué a su enseñanza y en el que afiancé mi gusto y disposición para compartir lo aprendido. Ver su cara después de que logró escribir por primera vez su nombre y escucharla leer un libro fue para mí una gran alegría y un motivo de orgullo porque sabía que había impactado de manera positiva su vida de ahí en adelante.

Esta experiencia me ha acompañado desde ese entonces. Ha sido una práctica habitual y constante en mí aconsejar y orientar espontáneamente a mis familiares y amigos para que cuiden su salud, tomen conciencia de la importancia de adoptar hábitos de vida saludables y, en cierta forma, contagiarlos de mi pasión por el extraordinario mundo del *fitness*.

Cuando decidí estudiar comunicación social y periodismo tenía como meta principal desempeñarme como presentadora de noticias. Sin embargo, mi carrera fue tomando un rumbo aún más encantador que el que me hubiera podido imaginar. Actualmente tengo la posibilidad de aprovechar los medios de comunicación y las redes sociales para informar sobre temas de salud, los beneficios de una nutrición correcta y las ventajas del acondicionamiento físico. Al mismo tiempo, comparto todos mis conocimientos y experiencias con un enfoque educativo para que los televidentes, oyentes y mis seguidores aprendan a cuidar de su salud a través de su alimentación y del ejercicio que mejor se adapta a su caso en particular.

Sin embargo, mi compromiso de ayudar a las personas alrededor mío no se ha quedado allí. Asombrada y preocupada por el aumento vertiginoso de los índices de sobrepeso y obesidad en la población hispana de los Estados Unidos y varios países de Latinoamérica, sentí que mi deber era escribir libros informativos y educativos que le permitan a lectores como tú entender los principios fundamentales de una alimentación correcta y conocer las rutinas de ejercicio más efectivas. En mi primer libro, *Jugosa y Fit*, te ofrecí mi plan de desintoxicación con alimentos naturales para limpiar el organismo eliminando las sustancias tóxicas que se acumulan en el cuerpo y que pueden afectar tu salud y bienestar. También, te brindé los elementos esenciales para adentrarte en el mundo de la jugoterapia como un método muy efectivo para cuidar tu salud, resaltar tu belleza y preservar tu juventud. El plan de desintoxicación que explico en *Jugosa y Fit* es el punto de partida ideal cuando deseas emprender un cambio de estilo de vida; y la amplia variedad de jugos que te recomiendo en ese libro son una alternativa saludable y nutritiva que puedes incorporar a tu régimen alimenticio.

En este, mi segundo libro, voy un paso más allá y te presento mi método personal: un plan estructurado de nutrición y de ejercicios creado por mí y que he seguido a lo largo de mi vida para mantener una salud fuerte, lograr mis metas físicas y mantenerme en forma. Este es el mismo plan que he utilizado para cambiar la vida de un gran número de personas. Digo "cambiar la vida" porque mis enseñanzas no se fundamentan en un cambio temporal, sino que tienen como finalidad que aprendas a alimentarte y a ejercitarte de la manera correcta para el resto de tu vida.

Como mi misión es ayudar a la mayor cantidad de personas posible, ahora pongo mi infalible plan a tu disposición. En *Cuerpazo para siempre* encontrarás las instrucciones específicas para tu caso en particular, ya sea bajar de peso, mantener tu peso ideal o aumentar tu masa muscular. Encontrarás toda la información que necesitas conocer para realizar una autoevaluación de tu situación actual; aprender a alimentarte apropiadamente dependiendo de la meta que necesitas o deseas alcanzar, comiendo de todos los grupos alimenticios en las porciones indicadas; saber cómo implementar una rutina diaria con horarios específicos de comidas; aprender a preparar los alimentos de la manera correcta; realizar tus rutinas de ejercicio de la manera apropiada según la meta que te has propuesto, y mis amigas lectoras tambien podrán encontrar las directrices para moldear su figura de acuerdo a su genética.

Prepárate para emprender una maravillosa lectura que irá llenando poco a poco tu maleta de sueños con los conocimientos y el valor que necesitas para emprender el viaje de tu vida: tu destino final será una salud vigorosa en la que disfrutarás del cuerpo de tus sueños.

Autoevaluación

Muchas personas se acercan a mí para preguntarme cómo pueden bajar de peso o cómo mejorar ciertas zonas de su cuerpo porque están muy flácidas. Otras tantas han recurrido a mí porque después de llevar dietas estrictas e intensas rutinas de entrenamiento no ven ningún resultado. En todos los casos mi primera pregunta es, *¿ya te hiciste un chequeo médico completo?* Para mi asombro, son muy pocas las personas que lo han hecho y cuando sí lo han realizado, fue precisamente su médico quien les recomendó iniciar un programa de salud completo a base de un plan alimenticio saludable y ejercicio físico asistido junto con el tratamiento médico. Por su parte, otro gran número de personas ha acudido a un profesional de la salud después de mi recomendación y, vaya sorpresa, ha habido varios casos en los que han sido diagnosticados con diabetes, hipotiroidismo, ovarios poliquísticos, descontroles hormonales, hipertensión, hígado graso, colesterol y triglicéridos por encima de sus niveles normales, y depresión, entre muchos otros padecimientos. Sumados a hábitos de vida poco saludables, estos han sido los causantes del sobrepeso, la acumulación de grasa en la zona abdominal, la flacidez, la celulitis o, en casos más extremos, la obesidad por la que me consultaron en su momento.

Es muy común en las personas que toman la decisión de mejorar su salud y de ponerse en forma, empezar a buscar desesperadamente todo tipo de información sobre nutrición y ejercicio con la ilusión de encontrar una solución fácil, casi mágica, para lograr sus propósitos. Desafortunadamente por ese mismo afán, toman decisiones apresuradas sin tener en cuenta los riesgos que esto puede ocasionarle a su organismo y más aún, a su salud a corto y largo plazo.

Empezar un proyecto exitoso como un gran edificio, requiere de unos cimientos fuertes y vigorosos que se mantengan firmes durante toda la vida de esa gran obra arquitectónica. Exactamente lo mismo ocurre cuando hablamos de una aspiración tan importante en la vida de una persona como es la de mejorar su salud y transformar su cuerpo para lograr la mejor versión de sí misma, independiente de la edad que tenga. La salud constituye ese rascacielos majestuoso que debes cimentar con bases férreas conformadas por esa determinación tan valiosa que tomaste en algún momento sensible de tu vida, y por la asesoría de un profesional de la salud que te realice los estudios médicos pertinentes para determinar si el sobrepeso o la dificultad para perder esas libras extras o, en casos más severos, la obesidad, no se debe solo a tus malos hábitos alimenticios y a una vida sedentaria, sino que también puede estar siendo provocada por alguna enfermedad, trastorno o incluso algún medicamento que estés ingiriendo.

Siempre he considerado la salud como un aspecto primordial en mi vida, por lo tanto, el tiempo que le dedico al cuidado de la misma y la atención que le presto a cualquier señal de mi organismo es lo que me ha permitido mantenerme en forma y con el mismo peso desde que estaba en la universidad. De hecho, antes de iniciar todo mi proyecto de salud, lo primero que hice fue ponerme en manos de un especialista para que analizara mi estado de salud y me diera las directrices que necesitaba tener en cuenta para acudir a los profesionales idóneos y lograr mis metas con la certeza de estar construyendo un proyecto sólido y duradero.

Con cualquier caso que te identifiques lo más importante es

que sigas al pie de la letra el tratamiento indicado por el médico y adoptes un plan alimenticio y de entrenamiento físico elaborado a tu medida por profesionales que te ayuden a lograr tus objetivos de una manera correcta y segura. Por otra parte, si no tienes ningún padecimiento, de todas formas es recomendable que hables con tu doctor de cabecera para que te dé sus recomendaciones de acuerdo a tu historial médico, edad, padecimientos anteriores, nivel de acondicionamiento físico, partos, entre muchos otros factores.

Una vez conozcas toda tu información médica, y si es necesario, estés siguiendo el tratamiento médico pertinente, es el momento de hacerte una autoevaluación, es decir, es el momento de conocer tu realidad a nivel corporal para poder definir el punto de partida y tener las herramientas para monitorear tu progreso en números. Así obtendrás datos muy valiosos para que a lo largo del proceso puedas determinar si vas por el camino correcto o si en algún momento debes desviarte y cambiar la estrategia porque has llegado al temido estancamiento. En este capítulo te voy a dar todas las herramientas que debes conocer para identificar en qué punto te encuentras y hacia dónde debes dirigirte para que la salud que deseas y el cuerpo que tanto anhelas dejen de ser un sueño y se conviertan en una hermosa realidad con la que podrás disfrutar la vida a plenitud.

SOBREPESO Y OBESIDAD

Los términos *sobrepeso* y *obesidad* se refieren a un peso corporal mayor del que es considerado saludable para una estatura determinada. Se definen como una acumulación anormal o excesiva de grasa que puede ser muy perjudicial para la salud.

Si estás experimentando algunas de las siguientes señales quiere decir que estás aumentando de peso y que es el momento oportuno de tomar acción:

- La ropa no te queda igual pero buscas excusas y te niegas a ver la realidad.

- Has aumentado de talla con relación al año pasado y ha sido necesario que empieces a comprar ropa más holgada para disimular los rollitos.
- Te niegas a comprar ropa nueva porque insistes que es una situación temporal.
- Se te hace más difícil realizar actividades que solían ser sencillas como bajarte de un automóvil o simplemente amarrarte los zapatos.
- Te sientes muy avergonzado por tu apariencia y en realidad no te gusta cómo te ves.
- Has cambiado tu forma de caminar; cada vez separas más los pies para evitar el roce de las piernas o alejas los brazos más de lo normal para evitar el contacto con el cuerpo.
- Te has empezado a alejar de tu círculo social, evitas todo lo que requiere que dejes la comodidad de tu casa o reunirte con personas que te conocen desde hace varios años y que pueden poner en evidencia tu aumento de peso.
- Al caminar te agitas más de lo normal y evitas las escaleras porque con subir un solo piso sientes que ya te falta el aire.

ÍNDICE DE MASA CORPORAL,
UNA HERRAMIENTA MUY ÚTIL

Si estás experimentando cualquiera de las señales que aparecen en la lista anterior y definitivamente quieres un verdadero cambio en tu vida y ganarle la batalla a la báscula, un buen punto de partida es calcular tu "Índice de Masa Corporal" (IMC), que es una de las herramientas de detección más utilizadas para identificar posibles problemas de salud en los adultos. Existen números muy importantes en tu vida como tu estatura y tu peso; y es precisamente con estos números, y una sencilla fórmula, que puedes calcular tu IMC, la cifra que te va a servir de guía para determinar si tienes un peso saludable con relación a tu estatura, o si por el contrario estás sufriendo de sobrepeso u obesidad.

Todos sabemos cuánto medimos y el peso en el que estamos con tan solo subirnos a una báscula, pero ¿cómo determinar si el peso que tenemos es saludable para nuestra estatura? En caso de que tengas sobrepeso, ¿cómo saber si el número al que ha escalado la báscula es considerado ya un nivel de obesidad?

Todo ese enigma lo puedes descifrar fácilmente conociendo tu Índice de Masa Corporal, una medición creada por el estadístico belga Adolphe Quetelet, por lo que también se le conoce como índice de Quetelet.

CALCULA TU IMC

Para calcular tu IMC empieza por medir tu estatura y por pesarte siempre en ayunas después de la primera orina del día, preferiblemente en una báscula que utilices frecuentemente para que el número que obtengas sea siempre consistente. Una vez tengas estos datos, toma tu calculadora y utiliza la siguiente fórmula para calcular tu IMC y conocer de una vez este número tan importante.

Existen dos formas de hacerlo. La primera, es utilizando los valores en **kilogramos** y en **metros**:

Calculemos entonces el caso hipotético de una persona que pesa 80 kilogramos y mide 1,60 metros.

1. Multiplica la altura por la altura (1,60 × 1,60 = **2,56**)
2. Divide el peso por el resultado de la estatura: 80/2,56 = **31,2**
3. El IMC de esta persona es de **<u>31,2</u>**

La segunda forma de calcular el IMC de una persona es utilizando los valores en **libras** y en **pulgadas**. Pon mucha atención porque si prefieres usar estos valores, debes realizar un paso adicional. En esta oportunidad voy a utilizar el caso de una persona que pesa 180 libras y mide 5'3".

El primer paso es convertir la estatura 5'3" en pulgadas, la cual es: **63** pulgadas. Si no sabes cómo hacerlo, te recomiendo utilizar las múltiples páginas de conversión de unidades que encuentras en Internet.

1. Multiplica el peso por el factor de conversión **703**:
   (180 × 703 = **126.540**)
2. Multiplica la altura en pulgadas por sí misma
   (63 × 63) = **3.969**
3. Divide el resultado de la primera multiplicación por el resultado de la segunda: 126.540/3.969 = **31,8**.
4. El IMC de esta persona es de **31,8**.

Como puedes darte cuenta, el peso como único valor no significa mucho. Es cuando lo relacionas con tu estatura que esa cifra cobra importancia al mostrar un panorama más claro de tu estado de salud en general. Estos son los valores propuestos por la Organización Mundial de la Salud (OMS):

ÍNDICE DE MASA CORPORAL (IMC)	CLASIFICACIÓN
Menor de 18,5	BAJO PESO
Entre 18,5 y 24,9	NORMAL O SALUDABLE
Entre 25,0 y 29,9	SOBREPESO
30,0 o más	OBESIDAD

Para los adultos, el IMC se interpreta usando categorías estándar de nivel de peso iguales para todas las edades y tanto para hombres como para mujeres. En cambio para los niños y adolescentes la interpretación del IMC debe hacerse según la edad y el sexo; por lo tanto debe ser evaluada y monitoreada por un especialista de la salud que tenga en cuenta estos factores en cada etapa del crecimiento y del desarrollo corporal.

Conociendo tu IMC puedes entonces determinar si tienes deficiencia de peso, si estás en un peso saludable o si tienes sobrepeso u obesidad. Si tu IMC es muy alto, como en los casos hipotéticos que utilicé anteriormente, puedes tener mayor riesgo de sufrir problemas de salud crónicos relacionados con el peso como la diabetes tipo 2, la hipertensión, enfermedades cardiovasculares, niveles altos de colesterol (LDL) y triglicéridos, osteoartritis y algunos tipos de cáncer, entre otros.

En el caso de que tu peso esté por debajo de los niveles normales, también existen riesgos para tu salud, por lo tanto, en cualquiera de estos dos casos, es momento de iniciar un plan de acción que rompa con el patrón de comportamiento que te ha llevado a tu estado actual y que te encamine hacia una vida con hábitos que te ayuden a revertir los efectos de tus malas costumbres alimenticias y/o tu sedentarismo.

Calcular el IMC es uno de los mejores métodos para evaluar el sobrepeso y la obesidad de la población en general debido a que el cálculo solo requiere de datos fáciles de obtener como lo son la estatura y el peso. Además, es un método al alcance de todos porque lo puedes realizar tú mismo sin que requiera de mucho tiempo o grandes destrezas de tu parte. Por otra parte es muy útil porque te permite conocer tu situación actual y te da la oportunidad de comparar tu propio IMC con el IMC promedio de la población.

Ahora bien, aunque el IMC es un indicador de gran utilidad al punto de ser empleado como un medidor de la salud pública, debe considerarse como un valor aproximado ya que existen algunos aspectos que pueden afectar su exactitud, como por ejemplo:

- Las mujeres tienden a tener más grasa corporal que los hombres.
- Las personas de edad avanzada, en promedio, tienden a tener más grasa corporal que los adultos más jóvenes por la pérdida progresiva de masa muscular y la disminución de la actividad física.

- Los atletas y las personas que realizan constantes rutinas de entrenamiento pueden tener un IMC alto por tener una mayor masa muscular y no por tener altos porcentajes de grasa corporal. Es importante recordar que el músculo pesa más que la grasa.

Por eso es muy importante que conozcas tu IMC y que lo complementes con otros medidores recomendados por la Organización Mundial de la Salud (OMS) como es la medición de la circunferencia de la cintura de la cual te hablaré a continuación.

LA MEDIDA DE LA CIRCUNFERENCIA DE TU CINTURA, MUCHO MÁS QUE UN DATO ESTÉTICO

Es común que mujeres y hombres anhelen tener un abdomen plano y una cintura delineada solo para cumplir con los cánones de belleza reconocidos en la sociedad. Lo que muchos no saben es que esta motivación netamente estética no solo les brinda una apariencia más atractiva sino que también les ayuda a prevenir enfermedades serias y a mantener su salud cardiovascular bajo control. La realidad es que un vientre abultado es un factor de riesgo serio; esos rollitos que se desbordan alrededor de la cintura no solo son antiestéticos sino que también son dañinos y muy peligrosos para la salud.

El cuerpo humano acumula grasa en diferentes partes y aunque es bien sabido que un exceso de grasa se relaciona con un mayor riesgo de enfermedades crónicas, no toda la grasa es igualmente peligrosa. Identificar en qué áreas de tu cuerpo tiendes a acumular más grasa te va a ayudar a reconocer los riesgos que puedes enfrentar si no tomas las medidas pertinentes. Basado en la localización del exceso de grasa, existen dos tipos de obesidad:

- *Obesidad periférica:* El exceso de grasa está situado en glúteos, muslos y brazos.
- *Obesidad central:* El exceso de grasa se concentra en el abdomen. Esta última es la que tiene consecuencias más riesgosas para el organismo ya que diversos estudios han demostrado que el exceso de grasa abdominal puede multiplicar el riesgo de padecer enfermedades cardiovasculares y diabetes tipo II.

La obesidad central resulta más peligrosa que la obesidad periférica, porque se correlaciona con una mayor acumulación de la grasa visceral que es la grasa que rodea los órganos internos. Este tipo de grasa es más difícil de eliminar y juega un papel determinante en la aparición de enfermedades crónicas. Así que mucho cuidado si estás detectando que el volumen de tu abdomen está creciendo porque puede ser una señal de alerta.

¿CUÁNTO MIDE TU CINTURA?

Medir el perímetro de tu cintura es muy sencillo, tan solo necesitas una cinta métrica. Para efectuar la medición correctamente, debes ubicarte delante de un espejo preferiblemente en ropa interior o en traje de baño.

Relaja el abdomen y rodea tu cintura con la cinta métrica a la altura del ombligo sin hacer presión. Te recomiendo anotar esta cifra y realizar la medición cada tres meses siempre a la misma hora del día para que lleves un récord que te servirá como un buen método de control personal.

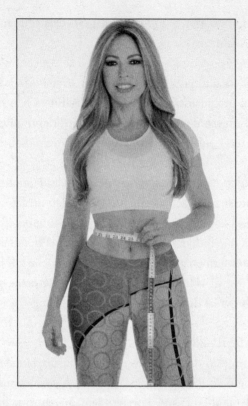

Ahora que ya tienes el dato de la circunferencia de tu cintura puedes compararlo con los valores de la OMS para determinar en qué situación te encuentras:

- Para las mujeres existe un mayor factor de riesgo si la medida de la cintura es de 35 pulgadas de circunferencia o más.
- Para los hombres existe un mayor factor de riesgo si la medida de la cintura es de 40 pulgadas de circunferencia o más.

Si tu resultado es considerado de alto riesgo, préstale mucha atención, considéralo una alerta roja y con carácter urgente empieza a cambiar tus hábitos y a priorizar tu salud sobre otros aspectos de tu vida. Recuerda que la salud es uno de los tesoros más preciados que tienes y sin ella todos tus sueños y los de tu familia se podrían ver truncados por no tomar medidas a tiempo.

CONTEXTURA FÍSICA

Otro factor muy importante que debes considerar para conocer tu verdadero peso ideal es la contextura física que posees. Está basada principalmente en el conjunto de características físicas que determinan la estructura, el aspecto, la fuerza y la vitalidad de una persona. La contextura corporal está determinada por el tamaño y la forma de los huesos, lo cual depende directamente de la herencia genética.

La contextura física se clasifica en pequeña, mediana y grande. Es un aspecto muy importante dentro de la autoevaluación ya que es un parámetro que incide de manera directa en el peso corporal total e influye radicalmente en el peso ideal de cada persona para estar y verse saludable. Por ejemplo, una persona con complexión grande tendrá más peso por tener una mayor estructura ósea y muscular mientras que una persona de contextura pequeña pesará menos porque sus huesos y músculos pesan menos. Esto te explica por qué una persona puede pesar menos o mucho más que tú siendo del mismo género y teniendo la misma edad y estatura.

La contextura corporal se determina por la medida del perímetro de la muñeca al ser uno de los pocos puntos del cuerpo donde se puede medir el tamaño de los huesos de manera más precisa ya que generalmente es una zona recubierta solamente por la piel, sin musculatura y sin mucha grasa acumulada.

¿CUÁL ES MI CONTEXTURA?

Me imagino que estarás preguntándote, ¿cómo sé cuál es mi contextura? Existe una forma manual muy fácil y sencilla de medir tu complexión física y consiste en rodear tu pulgar y tu dedo medio alrededor de la muñeca opuesta de la siguiente manera:

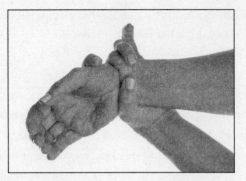

Si tus dedos se superponen uno sobre el otro, tienes una contextura física pequeña.

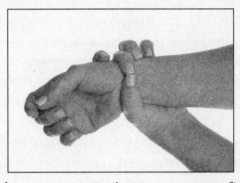

Si tus dedos apenas se tocan, tienes una contextura física mediana.

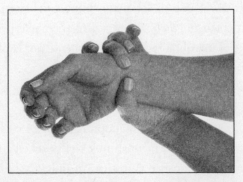

Si tus dedos no se alcanzan a tocar y queda un espacio entre ellos, tienes una contextura física grande.

PESO IDEAL SEGÚN TU CONTEXTURA FÍSICA, GÉNERO Y ESTATURA

El peso ideal es aquel que permite un estado de salud óptimo con una buena calidad de vida, por ello mantenerlo a lo largo de la existencia puede alargar la esperanza de vida de una persona. Además trae otros beneficios como tener más energía, tener una apariencia agradable y sana, gozar de una alta autoestima, prevenir el envejecimiento prematuro, entre muchos otros. El peso ideal es un rango recomendado por la OMS que sugiere valores aproximados sobre cuál debe ser el peso de una persona y varía según la estatura, la contextura física, el género y la edad. A continuación te presento la tabla de pesos ideales diferenciada para mujeres y hombres de acuerdo a su estatura y complexión corporal.

MUJERES			
ESTATURA	CONTEXTURA FÍSICA		
	Pequeña	Mediana	Grande
4'10"	102-111	109-121	118-131
4'11"	103-113	111-123	120-134
5'0"	104-115	113-126	122-137
5'1"	106-118	116-129	125-140
5'2"	108-121	118-132	128-143
5'3"	111-124	121-135	131-147
5'4"	114-127	124-138	134-151
5'5"	117-130	127-141	137-155
5'6"	120-133	130-144	140-159
5'7"	123-136	133-147	143-163
5'8"	126-139	136-150	146-167
5'9"	129-142	139-153	149-170
5'10"	132-145	142-156	152-173
5'11"	135-148	145-159	155-176
6'0"	138-151	148-162	158-179

HOMBRES			
ESTATURA	CONTEXTURA FÍSICA		
	Pequeña	Mediana	Grande
5'2"	128-134	131-141	138-150
5'3"	130-136	133-143	140-153
5'4"	132-138	135-145	142-156
5'5"	134-140	137-148	144-160
5'6"	136-142	139-151	146-164
5'7"	138-145	142-154	149-168
5'8"	140-148	145-157	152-172
5'9"	142-151	148-160	155-176
5'10"	144-154	151-163	158-180
5'11"	146-157	154-166	161-184
6'0"	149-160	157-170	164-188
6'1"	152-164	160-174	168-192
6'2"	155-168	164-178	172-197
6'3"	158-176	167-182	176-202
6'4"	162-176	171-187	181-207

En este capítulo quise enfocarme en brindarte todas las herramientas que necesitas tener a la mano para realizarte una evaluación básica en casa y de esta manera determinar la situación actual en la que te encuentras. Es importante anotar que todos los recursos que puse a tu disposición son muy valiosos y son complementarios, por eso es fundamental que saques una conclusión general basada en el análisis de los resultados que arroje cada uno de ellos. De esta manera ya podrás trazar los pasos a seguir y la urgencia con que debes realizarlos.

PORCENTAJE DE GRASA CORPORAL

Cuando quieres bajar de peso, ponerte en forma, tener los abdominales marcados o unas piernas bien definidas, lo que en realidad necesitas es disminuir tu porcentaje de grasa corporal que es la cantidad de grasa que tiene tu cuerpo en relación a tu peso corporal total. Si, por ejemplo, pesas 140 libras y tu porcentaje de grasa es del 20%, quiere decir que tienes 28 libras de grasa y que el resto corresponde a los huesos, músculos, órganos, sangre, agua, etc.

La grasa corporal total se deposita en diferentes lugares del cuerpo y se clasifica en:

* *Grasa esencial:* Es la grasa que el organismo necesita para el funcionamiento fisiológico normal, es decir, esta es la grasa que necesitamos para vivir. Se deposita en el corazón, los pulmones, el hígado, el bazo, los riñones, los intestinos, los músculos, la médula ósea y en los tejidos ricos en lípidos que se encuentran en todo el sistema nervioso central. Este tipo de grasa es de vital importancia para proteger el buen funcionamiento de estos órganos, regular la temperatura corporal, mantener el balance hormonal y permitir el desplazamiento de las vitaminas liposolubles al actuar como vehículo de estas. En las mujeres se deposita tejido adiposo esencial adicional en las glándulas mamarias, en la región pélvica y en las caderas.

El porcentaje de grasa esencial es diferente para mujeres y para hombres:

Mujeres: 10-12%

Hombres: 2-4%

* *Grasa de reserva:* Es la grasa almacenada que el organismo guarda como reserva energética en todo el cuerpo.

Los porcentajes de grasa entre mujeres y hombres varían sustancialmente porque las mujeres tenemos una necesidad mayor de grasa en el cuerpo para que se puedan cumplir con normalidad nuestros procesos hormonales, el embarazo y la lactancia. A continuación te presento la tabla de los porcentajes de grasa corporal específicos para cada género:

MUJER	PORCENTAJE DE GRASA CORPORAL
Esencial	10-12%
Atlética	14-20%
Normal	21-24%
Sobrepeso	25-31%
Obesidad	+31%

HOMBRE	PORCENTAJE DE GRASA CORPORAL
Esencial	2-4%
Atlética	6-13%
Normal	14-17%
Sobrepeso	18-25%
Obesidad	+25%

Teniendo como base estos datos, es importante que cuando midas tu porcentaje de grasa corporal te propongas metas realistas y seas muy paciente. Si eres una mujer de 30 años con un porcentaje de grasa del 30%, debes tener muy claro que si tienes la meta de tener un cuerpo definido y marcado, tu camino va a ser largo y va a requerir de muchos cambios en tu vida y de una fuerza de voluntad férrea. Lo mejor es ir paso a paso e ir disfrutando y celebrando cada cambio.

En el caso de las mujeres que son atletas de alto rendimiento o que practican el fisicoculturismo pueden alcanzar un porcentaje de grasa esencial y verse muy definidas y sin grasa, pero solo por un corto lapso de tiempo porque esto puede ser muy perjudicial para su salud e incluso tener consecuencias serias a largo plazo. Es más, para mantener tu ciclo menstrual con normalidad y tener una buena fertilidad no debes bajar tu porcentaje de grasa más del 15%.

Ya sé lo que te estás preguntando, Y ¿cómo puedo medir mi porcentaje de grasa corporal? Bueno, en la actualidad existen varias formas de hacerlo. A continuación te explicaré brevemente cada una de ellas, cómo funcionan y cuáles son sus ventajas y desventajas. Al final te diré cuál es la que yo utilizo por considerarla más exacta y de mayor ayuda para iniciar un plan de bajar de peso, de mantenimiento o de aumento de masa muscular:

- **Básculas de análisis corporal:** Estas básculas que miden el peso, la grasa, el agua, etc., se han popularizado últimamente por ser una forma conveniente y casera de controlar tu composición corporal. Si bien pueden darte datos aproximados, realmente no son muy exactas. Estas básculas usan impedancia bioeléctrica para realizar las mediciones, y estos valores están sujetos a la cantidad de agua que tengas en el cuerpo; así que van a depender en gran medida del grado de hidratación que tengas en el momento en que usas la báscula.

- **Dispositivos que usan las manos:** Estos dispositivos se asemejan a un control de un video juego; simplemente la persona debe agarrar con sus manos el dispositivo y esperar un tiempo prudencial hasta que arroje los resultados. Es una forma portátil, económica, que requiere de poca experiencia y es muy fácil de usar. Sin embargo, al igual que con las básculas, utiliza la impedancia bioeléctrica y sus resultados no son muy precisos. Suele arrojar cifras variables entre una y otra medición sin que estas de verdad correspondan al porcentaje real de grasa corporal.

Estas variaciones se presentan principalmente cuando se está bajo los efectos de cualquier acción que modifique los niveles hídricos del organismo como después de una comida, en caso de fiebre, momentos después de un entrenamiento intenso o durante el ciclo mensual en las mujeres, etc.

• **Pesaje hidrostático:** Esta es una técnica mucho más compleja para medir la composición corporal y consiste en sentarse en una balanza dentro de un tanque gigante de agua o en una piscina. Después de exhalar todo el aire de los pulmones, la persona debe sumergirse completamente en el agua, sentarse durante unos segundos y aguantar la respiración hasta que la balanza se estabilice. Es una forma muy efectiva de medir la grasa corporal porque los resultados que arroja son fiables y precisos, siempre y cuando se cumplan todos los protocolos. La desventaja de este procedimiento es que es un método costoso que requiere de una infraestructura importante y por ello no puede ser utilizado como un método de control continuo.

• Existen dos máquinas muy sofisticadas: **DEXA** y **Bod-Pod** que son muy precisas y efectivas y ofrecen resultados muy reales. El inconveniente es que son pruebas muy exclusivas y al no ser tan populares todavía, no son muy fáciles de encontrar.

• **Pliegues cutáneos:** Dejé mi técnica favorita para el final; se lleva a cabo midiendo el grosor de los pliegues subcutáneos en puntos determinados del cuerpo con un instrumento llamado plicómetro, adipómetro o caliper. Se pueden tomar diferentes pliegues de referencia aunque mientras más puntos sean evaluados, más preciso será el análisis. La suma de estas mediciones junto con otras variables como el sexo, la edad, la estatura y el peso se utilizan para calcular a través de una fórmula el porcentaje de grasa corporal de la persona.

En mi concepto este último es el método más sencillo y el que proporciona los datos más específicos para identificar realmente cuáles son las zonas de la persona donde tiende a acumular un mayor porcentaje de grasa. Ahora bien, esta prueba, para que sea exitosa, debe ser realizada por un profesional del acondicionamiento físico que sepa cómo tomar correctamente los puntos cutáneos y posteriormente pueda aplicar bien estos datos para hacer el cálculo general. Cada vez que te tomes los pliegues de grasa te recomiendo hacerlo con el mismo profesional y a la misma hora del día. Si tienes la posibilidad de hacerte esta prueba, maravilloso, porque puedes tener un número para llevar un control; pero si es muy difícil, no te preocupes porque también existe una técnica simple y natural como es la de pararte frente al espejo y determinar con tu ojo más crítico cuales son las zonas donde has estado acumulando más grasa comparativamente con años o meses atrás, y a partir de ese momento, empieces a seguir mis indicaciones para bajar de peso o disminuir tu porcentaje de grasa corporal, estableciendo los puntos problema que debes atacar en la primera fase de mi método.

Factores causantes del sobrepeso y la obesidad

Ahora que ya tienes un diagnóstico más claro sobre tu composición corporal, y si es tu caso, ya conoces cuántas libras debes rebajar, es importante que hagas una introspección y primero reconozcas los factores que están influyendo en tu sobrepeso u obesidad e igualmente analices los hábitos de vida que tienes actualmente y que pueden estar contribuyendo en gran medida a que te sientas cada vez más frustrado y desmotivado para empezar o continuar dándole la pelea al sobrepeso. Esta información es muy importante porque con ella entenderás que lograr y mantener un peso ideal es como un rompecabezas en el que cada pieza es indispensable para completar una gran figura; si te faltan una o varias piezas, la armonía de la figura se pierde y el objetivo no se logra a cabalidad. Exactamente lo mismo pasa con esa gran meta de bajar de peso y ponerte en forma. Por eso presta particular atención a todos los factores que te voy a mencionar a continuación ya que todos tienen una gran relevancia en ese gran sueño que quieres lograr. Además, te ayudarán a entender cómo funciona el cuerpo humano para que tengas los elementos necesarios y tomes conciencia de la importancia del balance de múltiples y variados aspectos de tu vida porque de lo contrario no verás resultados o, peor aún, continuarás alimentando ese sentimiento de fracaso y frustración que puedes estar experimentando desde hace ya bastante tiempo.

LA EDAD

¿Has notado que a medida que cumples años te cuesta más adelgazar y que aunque comes lo mismo que cuando eras más joven, engordas con mayor facilidad? ¿Te has dado cuenta de que la grasa se te acumula en la zona del abdomen?, ¿o que la grasa localizada definitivamente llegó para quedarse aunque hayas intentado eliminarla de muchas maneras? Tranquilo, que no te pasa solo a ti; es un proceso natural del cuerpo que puedes manejar, e incluso controlar muy bien a lo largo de tu vida si tomas las medidas pertinentes y oportunas.

El cuerpo humano es un gran ecosistema en el que todo cambia y evoluciona constantemente. No hay ninguna estructura que permanezca exactamente igual desde la niñez hasta la edad adulta mayor. El cerebro cambia, los huesos pierden minerales y se vuelven menos densos, los músculos pierden tejido muscular progresivamente, las articulaciones se vuelven más rígidas y el metabolismo cambia constantemente y se desacelera con el tiempo. Otro factor que influye directamente en el aumento de peso con la edad, es que las personas a medida que cumplen años tienden a moverse menos, se practica menos deporte y la actividad física no llega a ser de alta intensidad sino que las prácticas deportivas por lo general son moderadas y más cortas. Al mismo tiempo, las kilocalorías que se consumen diariamente siguen siendo las mismas o incluso más que las que se consumían antes, lo que origina un peligroso desbalance entre el consumo de energía diario y las kilocalorías que se queman. Estas kilocalorías extras que se van acumulando diariamente son las que se almacenan en el organismo como grasa y provocan un desequilibrio en la composición del cuerpo.

A medida que nos hacemos mayores la composición corporal

varía, ganamos grasa fácilmente y perdemos músculo naturalmente. Si tenemos en cuenta que el músculo es el tejido del cuerpo que más energía gasta, queda claro que a medida que va disminuyendo la masa muscular con el paso de los años también se va perdiendo la capacidad del cuerpo de gastar energía.

EL SISTEMA ENDOCRINO O SISTEMA HORMONAL

También existe otro factor de suma importancia a lo largo de la vida para gozar de un peso ideal como es el sistema hormonal tanto de hombres como de mujeres. Mantener un balance hormonal es una de las claves principales para mantener un peso adecuado, lograr y conservar un porcentaje de grasa corporal bajo, prolongar un metabolismo activo y alcanzar un cuerpo tonificado y definido.

¿Qué es el sistema hormonal? El sistema hormonal o endocrino es el conjunto de órganos y tejidos del organismo que segregan un tipo de sustancias llamadas hormonas, que a su vez son liberadas por células especializadas y glándulas endocrinas y regulan funciones muy importantes del cuerpo.

Las hormonas actúan como mensajeros químicos y ejercen su acción solamente sobre aquellas células que posean los receptores específicos para permitir que dicha hormona cumpla con su función. Aunque por el torrente sanguíneo circulan muchas hormonas diferentes, cada tipo de hormona está diseñada para repercutir solamente sobre determinadas células.

El sistema endocrino es uno de los sistemas principales del cuerpo para comunicar, controlar y coordinar el funcionamiento del organismo. El sistema endocrino trabaja con el sistema nervioso y el reproductivo, y con los riñones, intestinos, hígado y con la misma grasa para ayudar a mantener y controlar:

• El crecimiento y desarrollo.
• La función sexual y los procesos reproductores.

- El uso y almacenamiento de la energía.
- El equilibrio interno de los sistemas del cuerpo (llamado *homeostasis*).
- Las distintas funciones de los tejidos y del metabolismo en general.
- Las reacciones a las lesiones, al estrés y a las condiciones del medio ambiente como la temperatura.
- El estado de ánimo.

Como cada hormona tiene funciones muy particulares en el organismo, a continuación voy a profundizar en aquellas que influyen directamente en el manejo del peso corporal.

GLÁNDULA TIROIDES

La tiroides es una glándula endocrina situada en el cuello. Su principal función es secretar dos hormonas: la tiroxina (T4) y la triyodotironina (T3), dos hormonas tiroideas cuyo componente principal es el yodo y que tienen un papel protagónico en el organismo interviniendo en prácticamente todas las funciones orgánicas y manteniendo el ritmo vital.

Son esenciales para el funcionamiento del cuerpo porque:

- Son necesarias para un correcto crecimiento y desarrollo.
- Influyen en el peso corporal y mantienen el metabolismo energético.
- Actúan en la síntesis y degradación de las grasas.
- Incrementan la secreción de jugos y enzimas digestivas favoreciendo la absorción intestinal.
- Intervienen en la síntesis del glucógeno y en la utilización de la glucosa.
- Estimulan la asimilación y degradación de las proteínas.
- Son necesarias para la formación de la vitamina A que se obtiene a partir de los carotenos.

- Intervienen en los procesos de contracción muscular, fuerza y motilidad intestinal.
- Controlan la frecuencia cardíaca.
- Mantienen la temperatura corporal.
- Participan en el normal desarrollo y funcionamiento del aparato reproductor para ambos géneros, entre muchas otras funciones.

Cuando los niveles de las hormonas tiroideas están desequilibrados se provoca un desbalance general en el organismo. Una secreción hormonal descontrolada de esta glándula, ya sea alta o baja, puede significar un problema de salud serio que también puede repercutir en el bienestar de la persona en general.

Estos son algunos de los padecimientos relacionados con un funcionamiento anormal de la tiroides:

- Hipotiroidismo: cuando la tiroides no produce suficiente hormona tiroidea.
- Hipertiroidismo: cuando la tiroides produce más hormona tiroidea de la que el cuerpo necesita.
- Bocio: agrandamiento de la tiroides.
- Cáncer de tiroides.

El hipotiroidismo

Uno de los trastornos de tiroides más comunes es el hipotiroidismo que se presenta cuando la glándula tiroides no es capaz de producir suficiente hormona tiroidea para mantener el funcionamiento normal del cuerpo.

El hipotiroidismo es más común en las mujeres y en personas mayores de 50 años aunque también lo pueden padecer los hombres. Entre las causas más frecuentes se encuentran:

- Enfermedad autoinmune.
- Eliminación quirúrgica de la tiroides.

- Tratamiento radiactivo.
- Deficiencia en el consumo de yodo.
- Los índices también pueden aumentar durante el embarazo, después del parto y durante la pre-menopausia.

Cuando los niveles de hormona tiroidea están bajos, las células del cuerpo no pueden recibir suficiente hormona tiroidea y los procesos corporales comienzan a funcionar con lentitud. A medida que el cuerpo comienza a funcionar más lentamente, la persona puede empezar a experimentar:

- Aumento de peso inesperado.
- Nivel elevado de colesterol en sangre.
- Aumento de la sensibilidad al frío.
- Agrandamiento de la tiroides.
- Fatiga, debilidad y cansancio.
- Dolores musculares y rigidez.
- Resequedad en la piel.
- Tendencia a olvidarse de las cosas.
- Depresión.
- En las mujeres, períodos menstruales irregulares.
- Caída del cabello y uñas débiles.
- Estreñimiento.

Como los síntomas son tan variados, la única manera de saber si tienes hipotiroidismo es visitando a tu médico para que te realice las pruebas de sangre pertinentes.

Si el cuerpo sufre de una disminución o interrupción en la producción de hormonas tiroideas se origina un trastorno en el metabolismo ralentizando su funcionamiento lo que desencadena un aumento de peso prácticamente inevitable. Esto explica por qué las personas que sufren de hipotiroidismo tienen dificultades para perder peso. Mientras más lento sea el metabolismo, menor será la capacidad del organismo para quemar grasa. Además, las personas con esta condición sienten mucha ansiedad por comer y experimentan una constante sensación de fatiga y cansancio careciendo de energía para hacer ejercicio.

Esta difícil condición es muy familiar para mí ya que mi madre fue diagnosticada con hipotiroidismo hace ya varios años. A pesar de que seguía una alimentación saludable más o menos paralela a la mía y que practicaba ejercicio esporádicamente, su peso empezó a aumentar sin control, sus niveles de energía estaban muy bajos, vivía con frío, sueño y cansancio, y ni qué decir de la piel que empezó a tornarse cada vez más seca y áspera, y el cabello a caerse sin piedad. Todos estos síntomas fueron empeorando hasta que después de varios análisis y visitas médicas, finalmente fue diagnosticada con esta difícil enfermedad. En el tiempo que duró todo este proceso, mi madre tuvo un cambio importante no sólo en su físico sino también en su personalidad y en la forma de ver la vida; cada vez se tornaba más deprimida, irascible y hasta avergonzada de su apariencia porque siempre había sido una mujer muy delgada, espigada y con una silueta casi perfecta. Salir de compras dejó de llamarle la atención e ir a un restaurante era cada vez más traumático porque la ansiedad era muy fuerte aunque tuviera deseos de cuidarse y mantener su régimen alimenticio.

Después de experimentar esta ruleta rusa de emociones y de fluctuaciones en su peso aun después de seguir al pie de la letra el tratamiento médico, un día ya triste de verla sufrir, le puse un ultimátum. Le dije: "Mamá, vamos a enfrentar esta situación juntas. Yo te voy a ayudar pero tienes que poner de tu parte, ser fuerte y confiar en mí que yo te voy a sacar a flote de esta situación". Y a partir de ese momento, fue dicho y hecho: hicimos un pacto de madre e hija para empezar un plan alimenticio más estricto y una rutina de ejercicios intensa enfocada en bajar esas casi 50 libras que había ganado y en aumentar la masa muscular para acelerar su metabolismo.

Desde ese día empezamos un camino maravilloso, lleno de amor y de comprensión pero también cargado de esfuerzo, determinación, sudor y mucho sacrificio por parte de mi "muñeca", como le digo yo cariñosamente. Entrenar diariamente se fue convirtiendo en un hábito cada vez más placentero para ella y realizar continuos cambios y ajustes a su plan alimenticio se fue transformando poco a poco en algo natural y necesario para alcanzar esa gran meta que nos habíamos propuesto.

Al año de empezar este plan integral con una fuerza de voluntad admirable y una disciplina de atleta verdaderamente ejemplar, logramos que mi madre recuperara su salud, su figura y su dulzura al rebajar esas casi 50 libras de sobrepeso. Ha sido la transformación más bella y gratificante que he podido realizar. Me siento muy orgullosa de nuestro esfuerzo porque no solo logré sembrar en ella ese deseo voluntario de cuidar su salud y su cuerpo sino que también, como una alumna ejemplar, absorbió toda la información que necesitaba conocer para controlar su condición y manejarla a partir de allí con hábitos de vida saludables.

Te comparto esta experiencia personal porque si padeces esta enfermedad, y de hecho es una de las consultas más populares que me hacen actualmente, debes tener muy claro que a partir del instante en el que recibas el diagnóstico, tu vida debe cambiar; debes seguir todas las indicaciones del médico y realizar todos los ajustes que sean necesarios para lograr tu peso ideal. Es decir, no se trata de hacer pequeños cambios y realizar ejercicio cuando te quede tiempo. No. Debes tomar la decisión de hacer cambios alimenticios contundentes y adoptar o incrementar tu práctica deportiva para que no solo recuperes tu peso sino también para que tu cuerpo recobre su energía y vitalidad.

Estas son algunas recomendaciones importantes que debes tener en cuenta para perder peso si padeces hipotiroidismo:

- Disminuye el aporte de kilocalorías y no hagas períodos de ayuno muy largos. Es decir, al tener el metabolismo más lento a causa del hipotiroidismo, debes evitar períodos extensos sin ingerir alimento porque esto contribuirá a que se haga aún más lento, así que limita la ingesta de kilocalorías, disminuye las porciones de tus alimentos y aumenta la frecuencia.

- Consume alimentos ricos en fibra. Otro de los síntomas del hipotiroidismo es el estreñimiento, así que añadir alimentos ricos en fibra, como cereales integrales de grano entero, frutas, semillas y vegetales, te va a ayudar a combatirlo.
- Es importante que consumas hidratos de carbono complejos como arroz integral, quínoa, avena, cereales integrales, *muesli*, maíz, legumbres etc., y evites los alimentos procesados y re-finados como las harinas blancas y los azúcares, que solo te aportan kilocalorías vacías.
- Sigue una alimentación rica en frutas y verduras.
- Evita los alimentos ricos en grasas saturadas como los embu-tidos, los lácteos y quesos grasos, el cerdo, las carnes rojas, los aceites hidrogenados, etc.
- Practica ejercicio físico entre cuatro y seis veces a la semana, en particular rutinas de intervalos de alta y mediana intensi-dad sin descuidar el ejercicio cardiovascular y de tonificación con pesas y máquinas con el fin de reducir el porcentaje de grasa corporal y aumentar la masa muscular para acelerar tu metabolismo.

Si sufres de hipotiroidismo no te desanimes ya que con disci-plina y perseverancia tú puedes triunfar y salir airoso de esta nueva situación que tienes que afrontar. Es posible que te sientas agobiado porque está afectando varios aspectos de tu vida, pero estos sínto-mas pueden ser transitorios si sigues los consejos médicos al pie de la letra y si pones de tu parte para que en el día a día tomes las decisiones correctas y precisas para contrarrestar los efectos de esta condición. Ten en cuenta que todos los cambios en un principio pueden ser traumáticos y difíciles pero te aseguro que con el tiempo te adaptarás y podrás tener una vida completamente normal.

Es importante anotar que aunque una persona no padezca de

hipotiroidismo, debe realizarse exámenes médicos con regularidad como método preventivo. En mi caso, por ejemplo, como mi madre lo padece, debo ser aún más rigurosa en este control porque hay un factor hereditario que me hace más propensa a desarrollarlo en el futuro.

El hipertiroidismo

El hipertiroidismo significa que la glándula tiroides produce y libera demasiada hormona tiroidea, es decir, se presenta cuando la glándula tiroides está hiperactiva. Si existe demasiada hormona tiroidea, todas las funciones del cuerpo tienden a acelerarse. Por ello los síntomas son:

- Pérdida de peso acelerada.
- Latidos cardíacos rápidos, irregulares o fuertes.
- Nerviosismo, ansiedad o irritabilidad.
- Ojos prominentes.
- Temblores en las manos y en los dedos.
- Cambios en los patrones menstruales.
- Aumento de la sensibilidad al calor.
- Aumento de la transpiración.
- Cambios en los patrones intestinales.
- Agrandamiento de la glándula tiroides (que se llama bocio), que puede aparecer como una hinchazón en la base del cuello.
- Fatiga.
- Debilidad muscular.
- Dificultades para dormir.
- Adelgazamiento de la piel.
- Cabello fino y quebradizo.
- Aumento del apetito.

En caso de que sufras de hipertiroidismo es importante que tengas en cuenta las siguientes recomendaciones:

- Consume una dieta alta en kilocalorías rica en alimentos naturales, saludables y nutritivos para que evites seguir bajando de peso o incluso llegar a la desnutrición. Te recomiendo visitar un nutricionista para que te elabore un plan alimenticio personalizado que esté enfocado en satisfacer tus necesidades calóricas con los alimentos idóneos para ello. Ten cuidado, no se trata de que le des rienda suelta a todos tus antojos y que comas desmedidamente sin importar la calidad de los alimentos porque esto puede empeorar tu condición.

- Aumenta las porciones de tus comidas y la frecuencia con que comes durante el día.
- Evita productos ricos en yodo y estimulantes. Aléjate de los alimentos que estimulan el sistema nervioso o los que son ricos en yodo como por ejemplo los lácteos, el café, el té, la nicotina, las bebidas gaseosas, los mariscos, las algas marinas y la sal yodada, entre otros.
- Consume frutas y vegetales en tu dieta. Estos alimentos son ricos en nutrientes como vitaminas y minerales que el organismo necesita como parte de la restauración de su estado nutricional.
- Practica ejercicio físico con regularidad, en especial entrenamientos basados en aumentar tu masa muscular y mejorar tu tono muscular con el fin de equilibrar tu gasto calórico.

GLÁNDULAS SEXUALES

Las glándulas sexuales fabrican y segregan las hormonas sexuales. El ovario produce las hormonas sexuales femeninas: estrógeno y progesterona; y el testículo produce la hormona sexual masculina: testosterona. Las funciones de las hormonas sexuales son:

- Estimular la producción de células sexuales femeninas (óvulos) y masculinas (espermatozoides), para la reproducción humana. Además, en las mujeres disponen el cuerpo para el embarazo, habilitan el útero para la fecundación y mantienen sus paredes en condiciones óptimas para el desarrollo del bebé. También propician el nacimiento y preparan las glándulas mamarias para que produzcan leche materna.

- El estrógeno y la progesterona propician la pubertad, el ciclo menstrual, el crecimiento de los pechos y el ensanchamiento de las caderas. También intervienen en la formación del esqueleto, en el desarrollo del sistema cardiovascular y en la acumulación del tejido adiposo, sin dejar de lado su participación activa en la retención de líquidos que experimentan muchas mujeres y a la que estamos expuestas todas en momentos específicos del mes. Y para completar su gran repercusión en varios aspectos del organismo, también se les adjudican los diferentes cambios emocionales que frecuentemente experimentamos las mujeres sin ninguna razón aparente. Incluso la carencia de estas hormonas puede provocar un estado emocional depresivo.

- Fomentan el desarrollo corporal y controlan los cambios que llevan a la madurez física y sexual del individuo incluyendo el aumento de estatura, peso y/o contextura.

- El estrógeno, al ser captador de calcio, tiene una gran injerencia en el mantenimiento de los niveles adecuados del colesterol en sangre y en el mantenimiento de la resistencia de los huesos.

- Por su parte la testosterona forma parte, principalmente, del desarrollo hormonal de los hombres aunque no es exclusivo de ellos porque las mujeres también la producimos aunque en una proporción mucho menor. Esta es la encargada de casi todo el ciclo sexual masculino: participa en el desarrollo de los testículos, regula la producción de espermatozoides, estimula el desarrollo de la voz grave y del vello. Además, interviene directa y activamente en la formación y en el desarrollo de la masa muscular, lo que explica por qué los hombres presentan un desarrollo muscular mucho mayor que las mujeres.

Para bajar de peso es de suma importancia mantener un equilibrio hormonal ya que el estrógeno contribuye a metabolizar las grasas y a distribuirlas por todo el cuerpo. Un desequilibrio de las hormonas sexuales puede repercutir en retención de líquido, inflamación, un aumento de peso repentino, sobrepeso y hasta obesidad.

LA MENOPAUSIA

La menopausia se presenta cuando el ciclo mensual cesa de forma definitiva. Es un cambio normal en la vida de la mujer y representa el fin de su etapa fértil.

Durante este período, el cuerpo de la mujer presenta una disminución en la producción de hormonas sexuales: estrógeno y progesterona, y los ovarios dejan de producir óvulos. Esto suele ocurrir entre los 45 y 55 años de edad. La menopausia se produce cuando la mujer no tiene su período mensual por doce meses seguidos.

Este último sangrado está precedido por el climaterio, que es la fase de transición entre la etapa reproductiva y no reproductiva de la mujer. Este proceso se inicia varios años antes del último período, cuando el ciclo empieza a ser menos regular debido a la disminución en los niveles hormonales.

La menopausia tiene características muy particulares, sin embargo cada mujer puede experimentarla con síntomas e intensidades diferentes, al igual que a edades diversas. En algunas mujeres se puede presentar de repente, aunque en la mayoría de los casos los períodos van disminuyendo lentamente con el tiempo. Otra posibilidad es la menopausia quirúrgica que sucede cuando determinadas intervenciones o cirugías ocasionan una disminución en los niveles de estrógeno; esto puede suceder por ejemplo cuando se extirpan los ovarios. Estos son algunos síntomas que se pueden experimentar cuando se acerca la menopausia:

- Cambios en el período mensual como variaciones en el flujo menstrual o en los intervalos de tiempo entre ciclos.
- Sudores nocturnos que pueden ocasionar problemas para dormir.

- Sofocos y sensaciones repentinas de calor en la cara, el cuello y el pecho.
- Cambios en el sistema reproductor y en la vida sexual.
- Disminución en la densidad del tejido óseo debido a la pérdida de calcio en los huesos; esto los debilita y puede causar fracturas fácilmente (osteoporosis), además de ocasionar una reducción en la estatura de la mujer.
- Cambios emocionales, irritabilidad, ansiedad, cambios de humor y hasta depresión.

RELACIÓN ENTRE LA MENOPAUSIA Y EL AUMENTO DE PESO

En la juventud tenemos un mayor control de nuestro peso corporal porque con una alimentación saludable y balanceada y ejercicio físico regular, podemos gozar de un cuerpo esbelto, bajo en grasa, tonificado y definido. Esto se debe a que nuestro sistema endocrino tiene un balance adecuado en la producción de hormonas propiciando el escenario perfecto para que estos hábitos de vida saludables potencien nuestra belleza natural y nos hagan lucir una figura radiante, atlética y vigorosa. Es por esta razón que en los *shows* de televisión en los que me he desempeñado como consejera en temas de salud, en mis redes sociales y en todas las plataformas a las que tengo acceso para difundir mis consejos, siempre he hecho énfasis en la importancia de adoptar hábitos de vida saludables, idealmente desde la niñez, como el aprendizaje y la práctica más inteligente que debes adoptar y que debes transmitirle a tus hijos pequeños y adolescentes para que disfruten de una vida adulta saludable, con disciplina y amor por sus propios cuerpos. Esto además les garantizará que a lo largo de su vida tengan la habilidad para controlar su ingesta calórica y la valiosa costumbre de practicar algún deporte o actividad física por convicción propia, lo que los ayudará a mantener un peso saludable, conservar un IMC en los niveles normales, evitar muchos factores de riesgo de enfermedades asociadas con el sobrepeso y la obesidad y mantener la vitalidad y agilidad de la juventud. Además, el hecho de que crezcan con músculos fuertes, huesos sanos y sus capacidades motrices bien desarrolladas y ejercitadas hará que de adultos tengan una mejor calidad de vida y una salud más fortalecida.

Algo completamente opuesto ocurre cuando la persona nunca le ha dado importancia a una alimentación sana y siempre ha preferido llevar una vida sedentaria porque el hecho de no haber cuidado su salud durante los años de formación y crecimiento, hace que su cuerpo no esté lo suficientemente fortalecido y vigoroso; y en el caso de presentar alguna enfermedad o afección, se le hace muy difícil afrontar la situación y cambiar sus hábitos drásticamente porque no tiene la disciplina para hacer los cambios que requiera su salud en un momento determinado. Dicho en otras palabras, mientras más temprano empieces a cuidar tu alimentación y le des prioridad al ejercicio físico, mayores serán tus probabilidades de tener una vida saludable y feliz hasta la edad adulta mayor.

He querido hacer este preámbulo para que entiendas la urgencia de que hoy es el mejor día para cambiar tus hábitos y dar prioridad a tu salud. Independiente de la edad que tengas, es importante que como mujer comprendas el funcionamiento del sistema hormonal femenino y cómo este puede influir en tu peso cuando llegues al climaterio y a la menopausia.

Durante la menopausia existen varios factores que contribuyen al aumento de peso. En primer lugar se produce un desorden endocrino que provoca la pérdida de masa muscular, así como el aumento del tejido graso y de las células adiposas, originado por la ralentización de la tasa metabólica que se traduce en una disminución en la eficacia del organismo para utilizar la grasa almacenada como fuente de energía. Al metabolismo actuar más lentamente, es de esperarse que haya un aumento de peso; las reservas de grasa se acumulan en zonas como el abdomen, las caderas, el cuello, entre otras, y la flacidez también empieza a ejecutar un papel protagónico en esta etapa de la vida.

Por otra parte, estos desórdenes también alcanzan a afectar el perfil emocional de la mujer causando una tendencia a la ansiedad y a la depresión que en muchos casos las hace más propensas a comer en exceso. Y como si estos cambios no fueran suficientes, a medida que nos hacemos mayores nos volvemos cada vez más sedentarios y quemamos menos kilocalorías.

En muchas mujeres se produce un aumento de peso en general mientras que en otras se presentan acumulaciones de grasa, retención de agua, flacidez y celulitis en zonas específicas.

Por más alarmante y caótica que pueda sonar esta etapa de la vida, no te desanimes. Si hoy empiezas a seguir todas las recomendaciones que te doy en este libro, podrás manejar desde ahora un peso saludable, evitarás aumentar esas libritas de más en este período y algo aún más importante: disminuirás el riesgo de padecer enfermedades cardiovasculares y cáncer.

Sigue estas recomendaciones para que sobrelleves este tiempo con una correcta alimentación y un buen estado de ánimo:

• Dale prioridad a una alimentación natural a base de carnes blancas, carbohidratos complejos, vegetales, verduras, legumbres, leche y lácteos enriquecidos bajos en grasa, frutas, algas marinas, grasas saludables y agua para que tu alimentación contenga todos los nutrientes esenciales que tu organismo necesita.

• Ingiere alimentos ricos en calcio y vitamina D como leche, productos lácteos y cereales enriquecidos, pescado, aceite de hígado de bacalao, huevos, etc. Sin embargo, es muy factible que en esta etapa requieras una dosis mayor de calcio y de vitamina D para ayudarte a mantener tu densidad ósea; por lo que es fundamental que consultes con tu médico para que te recete la dosis suplementaria indicada para tu caso.

• Consume grasas saludables (aceite de oliva, semillas, almendras, nueces) y disminuye el consumo de grasas saturadas e hidrogenadas (embutidos, salsas, fritos).

- Consume pescado azul con regularidad no solo por su aporte en proteínas de alto valor biológico sino también por su alto contenido de ácidos grasos Omega 3 que cumplen una importante función antiinflamatoria y, además, ayudan a prevenir el aumento del colesterol sanguíneo como consecuencia del incremento de la grasa abdominal.

- Ingiere alimentos ricos en vitaminas del complejo B ya que juegan un papel decisivo en el metabolismo de las proteínas, las grasas y los hidratos de carbono principalmente para producir energía. Además, soportan tu sistema nervioso, mejoran tu salud emocional, te ayudan a evitar la sensación de agotamiento y fatiga y regulan tu actividad hormonal. Las encuentras en: carnes magras, hígado, pescado, huevos, productos lácteos, cereales integrales, legumbres, entre otros.

- Controla el consumo de sal y bebe dos litros de agua al día para lograr una adecuada hidratación y evitar la retención de líquidos.

- Disminuye la ingesta de kilocalorías a medida que transcurre el día. Si bien en el desayuno necesitas una comida más copiosa para empezar tu día con energía, a medida que avanza la jornada tu cuerpo requiere de una ingesta menor de kilocalorías; por lo que las porciones de los alimentos y los carbohidratos deben ir disminuyendo.

- Todas las formas de ejercicio físico son buenas para tu salud, sin embargo hay prácticas que pueden resultar especialmente beneficiosas durante y después de la menopausia como son las rutinas de intervalos de alta y mediana intensidad y los entrenamientos con pesas. Estos entrenamientos de fuerza te ayudan a crear más fibras musculares, las cuales demandan más energía por parte del organismo que la misma grasa. Esto significa que a medida que vas ganando masa muscular tu metabolismo se activa y la quema de grasa se acelera. Esta reducción en tu porcentaje de grasa corporal te ayudará a prevenir enfermedades cardiovasculares y, a nivel estético, te hará lucir una figura más esbelta y tonificada.

Por otra parte es importante que tengas en cuenta que el ejercicio físico también te ayuda en el control de la ansiedad, mejora tu funcionamiento mental, influye positivamente en tu estado de ánimo y favorece el sueño profundo para que goces de un mejor descanso.

Si no tienes una cultura de hacer ejercicio, te recomiendo optar por entrenamientos asistidos por un profesional del acondicionamiento físico que elabore un plan estructurado de acuerdo a tu necesidad y supervise tus entrenamientos para que evites lesiones.

Tener una vida plena y saludable en esta etapa de la vida depende de ti, de la disciplina que tengas para hacerte tus chequeos y tratamientos médicos, y de los cuidados que mantengas en tu diario vivir, teniendo como base una alimentación saludable, rica en los nutrientes que más necesitas y una rutina de ejercicio físico adecuada y constante.

FALTA DE BALANCE ENERGÉTICO

Ustedes siempre me han escuchado hablar del único y verdadero matrimonio que funciona para gozar de una vida realmente saludable y tener un cuerpo en forma. Ese matrimonio está conformado por la esposa perfecta, una alimentación natural, saludable y balanceada, y por su príncipe azul, el ejercicio físico adecuado. Los dos son igual de importantes y cumplen papeles diferentes pero complementarios, es decir, son interdependientes porque tanto las kilocalorías que ingieres como tus entrenamientos deben ir en concordancia con la meta que deseas alcanzar.

¿Pero cómo funciona esto? Bueno es más sencillo de lo que parece. La energía que nuestro organismo necesita diariamente la obtenemos a través de la alimentación y es esta misma cantidad de energía la que el organismo debe gastar en el mismo lapso de tiempo para que exista un balance energético. ¿Y el organismo cómo la consume? El organismo utiliza esta energía para cumplir con las funciones vitales, las actividades diarias y el ejercicio físico. Es decir, las matemáticas no fallan: si la cantidad de kilocalorías que ingieres al día corresponde a la misma cantidad de energía que quemas durante tu jornada diaria, vas a mantener tu peso y tu salud estará más equilibrada.

En muchos casos este balance no se presenta porque hay una ingesta calórica mucho mayor de la que se gasta, lo que origina un aumento de peso progresivo que, con el tiempo, se puede convertir en sobrepeso y hasta obesidad. Los malos hábitos alimenticios, comer en exceso, la industrialización de los alimentos, la desinformación, seguir creencias populares erróneas, el licor, la vida sedentaria, la falta de tiempo, el exceso de trabajo, el clima, la desmotivación, la falta de sueño, la práctica incorrecta del ejercicio, entre muchos otros, son algunos de los factores que influyen en que exista dicho desequilibrio en un gran número de personas en la sociedad moderna.

AUMENTO DE PESO:

Si la energía que ingieres es mayor que la energía que gastas, tu peso aumentará progresivamente.

MANTENIMIENTO DE PESO:

Si la energía que ingieres es igual a la energía que gastas, tu peso seguirá siendo el mismo.

REDUCCIÓN DE PESO:

Si la energía que ingieres es menor que la energía que gastas, tu peso disminuirá progresivamente.

EL ESTRÉS

Uno de los mayores males de nuestra sociedad es el estrés. Todos, de una u otra manera, sentimos presión en nuestro día a día ya sea por estrés laboral, por problemas económicos, por la presión social, por problemas emocionales o por las responsabilidades familiares, entre muchos otros factores. Creo que nadie se ha escapado de sentir una fuerte opresión en el pecho o sentir falta de aire por culpa del estrés. Pero aunque parezca algo trivial o común, si no sabes manejarlo, puede ir creciendo como una bola de nieve hasta el punto de condicionar tu vida e influir significativamente en el deterioro de tu salud y estética.

El estrés es la reacción del cuerpo a un desafío o demanda. Se manifiesta como una sensación de agobio, preocupación y agotamiento que puede afectar a personas de cualquier edad y género. Es un proceso natural que responde a nuestra necesidad de adaptarnos al entorno o a ciertas situaciones; puede ser físico, por ejemplo si padeces una enfermedad; emocional, cuando sientes tristeza y dolor por la muerte de un ser querido o un divorcio; o psicológico, al sentir temor o miedo de algo.

En pequeños episodios el estrés puede ser positivo porque puede darte el impulso y la energía que necesitas para superar ciertas situaciones, como tomar un examen o cumplir con algún plazo en el trabajo. Sin embargo cuando el estrés es excesivo o se vuelve crónico, puede perjudicar tu salud considerablemente y afectar directamente tu sistema inmunológico, cardiovascular, endocrino y nervioso central e incluso tu peso corporal.

Las señales más características del estrés son:
- *Pensamientos:* dificultad para concentrarse, pensamientos repetitivos, olvidos, preocupación por el futuro.
- *Emociones:* ansiedad, tristeza, angustia, miedo, irritabilidad, confusión.
- *Conductas:* risa nerviosa, trato rudo en las relaciones sociales, llanto, dificultad para hablar con coherencia, apretar la

mandíbula inconscientemente, aumento del consumo de tabaco o alcohol, bruxismo, mantener las manos empuñadas, entre otros.

- *Cambios físicos:* músculos contraídos, dolor de cabeza, problemas de espalda o cuello, malestar estomacal, fatiga, alergias, palpitaciones, infecciones, resfriados, respiración agitada, entre otros.

RELACIÓN ENTRE EL ESTRÉS Y EL AUMENTO DE PESO

Ante una situación de estrés el organismo libera la hormona llamada cortisol, conocida más comúnmente como "la hormona del estrés". Si le exiges demasiado a tu mente y a tu cuerpo aumentas el estrés diario y eso genera un estado de liberación crónica de cortisol. A largo plazo esto puede causar desgaste y deterioro del cuerpo.

Estas son algunas consecuencias del estrés y de los altos niveles de cortisol en el organismo:

- Se eleva el nivel de glucosa en la sangre especialmente durante los períodos largos de ayuno.
- Obesidad.
- Se aumenta el apetito.
- Se reduce la capacidad del cuerpo para quemar grasa y para aumentar el tono y la masa muscular.
- Se produce debilitamiento del sistema inmune y, por consiguiente, mayor riesgo de sufrir resfriados, alergias o infecciones.
- En el sistema digestivo se puede manifestar con dolores de estómago, espasmos y alteraciones o incremento en la actividad del colon.
- En el sistema nervioso se pueden originar estos cambios: ansiedad, depresión, pérdida de sueño, desmotivación y falta de interés en actividades físicas, recreativas y sociales, entre otras. La memoria y la capacidad de decidir también pueden verse afectadas.

- En el sistema cardiovascular pueden surgir las siguientes anomalías: aumento de la presión sanguínea, incremento en la frecuencia cardíaca y grasa en la sangre (colesterol y triglicéridos).

El cortisol cumple un papel protagónico en numerosas funciones corporales como incrementar el nivel de azúcar en la sangre para ayudar al organismo a tener una fuente de energía inmediata y contar con las defensas necesarias para enfrentar los episodios de estrés. También estimula el metabolismo de las grasas, proteínas e hidratos de carbono para la generación de energía, es decir, el organismo interpreta que ante situaciones de estrés necesita más combustible y, a su vez, se prepara con reservas para posibles situaciones posteriores. Por este motivo el estrés es un factor de riesgo para la salud, porque incrementa de manera significativa las posibilidades de desarrollar un exceso de grasa corporal principalmente en el área abdominal, que como lo expliqué anteriormente, puede aumentar considerablemente las probabilidades de padecer enfermedades cardiovasculares, diabetes, cáncer, entre otros.

Cuando estás experimentando mucho estrés, el cortisol ayuda a recobrar la normalidad del funcionamiento del organismo. Y una forma de hacerlo es mediante el aumento del apetito, el cual utiliza como mecanismo regulador para que el cuerpo pueda reemplazar las proteínas, los carbohidratos y la grasa destinados a enfrentar ese momento de estrés. Por otra parte, el organismo en su intento de mitigar el cansancio y la fatiga demanda un mayor consumo de kilocalorías y en especial de alimentos no saludables como azúcares y carbohidratos refinados que tienen la particularidad de elevar los niveles de azúcar en la sangre para utilizarla como energía inmediata. Cabe destacar que estos alimentos solo aportan kilocalorías vacías y pocos nutrientes, lo cual contribuye significativamente al aumento de peso.

El cortisol y su relación con el aumento de peso también obedece a un comportamiento muy común en nuestros tiempos como son las dietas estrictas y restrictivas por largo tiempo. Restringir la ingesta de alimentos o de algún grupo alimenticio y someter al cuerpo a largos y frecuentes períodos de ayuno y a jornadas excesivas de ejercicio, ocasionan estrés al organismo y elevan sustancialmente los niveles de cortisol.

Ahora bien si tu meta es ganar masa muscular también debes tener cuidado ya que altos niveles de esta hormona no permitirán que logres una efectiva recuperación muscular para que ocurra efectivamente la creación y regeneración de nuevas fibras musculares. Es decir, para mejorar el funcionamiento metabólico y hormonal de tu organismo es muy importante que mantengas el estrés, y por supuesto el cortisol, bajo control. Para ayudarte en esta lucha diaria, a continuación te doy consejos muy valiosos que debes tener presentes en tu día a día para contrarrestar los estragos que el estrés puede ocasionarle a tu salud y a tu composición corporal.

COMBATE EL ESTRÉS CON UNA ALIMENTACIÓN CORRECTA

Es fascinante cómo la alimentación juega un papel fundamental en todos los aspectos de la vida y, en el caso del estrés, no es la excepción. Así como hay alimentos que ayudan a balancear el cortisol también existen otros que se deben evitar porque pueden elevar sus niveles contribuyendo directamente en su descontrol.

Consume proteínas

Ingiere proteínas de alto valor biológico. El bajo consumo de proteínas puede conducir a niveles crónicamente elevados de cortisol. Debes elegir cortes magros de carne, pavo, pollo y pescados como el salmón, el arenque, la trucha, las sardinas y las anchoas. Los pescados son conocidos por su alta concentración de grasas Omega 3, DHA y EPA, necesarias para reducir los niveles de cortisol.

Entre estas proteínas una que no puede faltar en tu alimentación y sobre todo en tus desayunos es el huevo. Sea cual sea tu meta física debes consumir huevos por su gran valor nutritivo y por su significativo aporte de proteínas de alto valor biológico; no solo contienen todos los aminoácidos esenciales en cantidades adecuadas, sino también una diversa concentración de vitaminas, especialmente del complejo B (vitamina B1, B3, B6, B12), ácido fólico y biotina. Precisamente por esta riqueza en nutrientes el huevo combate el estrés y promueve el bienestar mental y emocional.

Los huevos de codorniz con mayor razón debes incluirlos en tu alimentación no solo porque son ricos en los mismos nutrientes del huevo de gallina sino que también, y a pesar de su tamaño tan pequeño, presentan una mayor concentración de estos nutrientes, lo que potencia sus beneficios para la salud. Por esta razón son muy útiles para mejorar problemas nerviosos como el insomnio, la ansiedad y el estrés, combatir problemas inmunológicos como las alergias y para lograr tus metas físicas como por ejemplo aumentar la masa muscular y combatir la acumulación de grasa a nivel abdominal.

Refresca tu vida con vegetales verdes

Estas delicias de la naturaleza son ricas en antioxidantes y tienen un índice glicémico bajo, es decir, tienen un bajo contenido de carbohidratos por lo que elevan lentamente los niveles de glucosa en la sangre disminuyendo los niveles de cortisol. Estos son algunos de ellos: alcachofa, apio, brócoli, lechuga, espinaca, acelga, espárragos, entre otros.

En este aspecto quiero destacar la importancia de incluir los jugos verdes en tu alimentación para que te beneficies de todas sus bondades, entre ellas la de ayudarte a controlar tu nivel de estrés y contribuir a tu alimentación diaria con nutrientes esenciales y de bajo contenido calórico.

Ingiere alimentos ricos en magnesio

El magnesio actúa como un precursor de la serotonina, neurotransmisor indispensable para regular las emociones, relajar el sistema nervioso y elevar el estado de ánimo. Además, tiene una gran propiedad para regular el sueño, relajar los músculos tensos y aumentar la secreción de insulina, lo que facilita el metabolismo del azúcar y la formación de músculos más tonificados y fuertes. Entre las fuentes alimenticias ricas en este mineral están las pepitas de calabaza, las semillas de sésamo, las espinacas, las nueces, las almendras, las avellanas, el aguacate, los productos lácteos, las legumbres, los cereales integrales, entre otros.

Nunca te olvides de la vitamina C

La vitamina C tiene un papel protagónico en el control del estrés por su poder para disminuir los niveles de cortisol. Es un poderoso antioxidante que no es producido ni almacenado por el organismo; de ahí la importancia de ingerir esta vitamina diariamente con el fin de evitar deficiencias. Por otro lado, cuando se realizan entrenamientos muy intensos y de larga duración, el cuerpo experimenta un incremento en los niveles de cortisol que desgasta e impide la recuperación de la masa muscular; por eso en estos casos te recomiendo tomar un suplemento de vitamina C después del entrenamiento para evitar el estrés muscular y controlar los niveles de cortisol. Los alimentos ricos en esta vitamina son el pimentón, el brócoli, la guayaba, la ciruela kakadu, el kiwi, el tomate, las frutas cítricas y las fresas, entre otros.

HAZ ESTOS CAMBIOS EN TU ESTILO DE VIDA

Todos los días estamos sometidos a factores que nos generan estrés y afectan nuestro estado de ánimo, nuestro humor y nuestra actitud. Sin embargo, hay varios hábitos que puedes adoptar para aprender a dar prioridad a algunos aspectos de la vida cotidiana fundamentales para controlar el estrés, disipar la mente y disfrutar de la vida. A continuación te menciono los más relevantes.

Ponte en movimiento

El ejercicio puede ayudarte a manejar la ansiedad y si lo realizas con frecuencia, puede ser una medida muy beneficiosa para mantener controlado el estrés, mejorar el equilibrio hormonal y por supuesto lograr o conservar tu peso ideal. Pero este no es el único aporte del movimiento a tu vida; en mi concepto el ejercicio físico, por supuesto complementado con una nutrición saludable, es la única medida que puedes implementar para mantenerte joven, activo, flexible, renovado, enfocado, disciplinado, ágil de mente y con una actitud positiva frente a la vida al hacerte sentir poderoso y en control.

A continuación te menciono otros beneficios adicionales del ejercicio para que lo valores y le des el lugar que se merece en tu vida. El ejercicio:

- *Aumenta tu autoestima y confianza.* Cuidar tu salud haciendo ejercicio y conseguir tus metas físicas con tu propio esfuerzo y sudor te harán sentir orgulloso de ti mismo. Te verás bien y te sentirás como una persona nueva al experimentar una gran sensación de triunfo.
- *Levanta tu estado de ánimo.* Hacer ejercicio regularmente libera las tensiones del cuerpo, lo que se traduce en niveles más bajos de estrés y depresión.
- *Fortalece tu carácter.* Seguir una rutina de entrenamiento te ayudará a desarrollar tu concentración, perseverancia, dedicación y determinación.
- *Disciplina.* Hacer deporte te hace más fuerte y firme mentalmente para persistir y luchar hasta lograr tus objetivos; estas habilidades tendrán un efecto muy positivo en todas las áreas de tu vida.
- *Reduce la ansiedad.* Usar tu energía de forma efectiva te ayudará a relajarte y liberar tensión.
- *Mejora tu estado emocional.* Al hacer ejercicio físico liberas serotonina, dopamina y endorfinas, hormonas responsables

del bienestar por su capacidad para hacerte sentir felicidad, relajación, placer y menos ansiedad, mal humor y estrés.

Por otra parte al practicar ejercicio o cualquier actividad física, las necesidades corporales cambian, lo que produce un aumento en la producción de hormonas. En el caso del deporte, la función principal del organismo en ese momento se centra en la obtención de energía para poder responder a la demanda del momento. Es decir, durante la práctica deportiva el consumo de energía es muy elevado y por ello es necesario aprovecharla correctamente para lograr un óptimo rendimiento del organismo. La insulina es la hormona encargada de reducir los índices de glucemia en la sangre. Como el cuerpo necesita energía cuando practicamos deporte, esta hormona deja de actuar para que el organismo aproveche la glucosa y de esta manera no la almacene como depósitos de grasa.

Según la American Diabetes Association, el ejercicio disminuye la glucosa en la sangre de las siguientes maneras:

• Aumenta la sensibilidad a la insulina, por lo que las células pueden aprovechar con mayor efectividad la insulina disponible en ese momento y al mismo tiempo utilizar la glucosa como energía mientras se realiza la actividad física y después, ya que este efecto puede durar 24 horas o más después de hacer ejercicio.

• Cuando los músculos se contraen durante la actividad, se estimula otro mecanismo totalmente separado de la insulina que permite que las células tomen glucosa y la utilicen como fuente de energía, independientemente de si hay insulina disponible en el organismo.

Practica yoga
Para controlar el estrés diario es necesario que alcances cierto estado de relajación tanto del cuerpo como de la mente. Está demostrado que una de las formas de conseguirlo es mediante la práctica regular

del yoga. Esta terapia natural se ha vuelto cada vez más popular por la creciente necesidad de la sociedad moderna de encontrar alternativas efectivas para combatir el estrés aunque su práctica se ha llevado a cabo desde la antigüedad. En otras palabras, el yoga armoniza tu cuerpo y tu mente.

Las posturas de yoga y la respiración practicadas al compás permiten alcanzar una mayor energía estimulando las células y relajando la tensión muscular. La relajación actúa sobre el sistema nervioso impactando positivamente varios procesos fisiológicos: mejora la oxigenación cerebral, lo que disminuye considerablemente los estados de ansiedad y estrés, y también regula los neurotransmisores, permitiéndole al sistema nervioso estar alerta y reaccionar con calma y eficacia ante síntomas de estrés, ansiedad y depresión.

Practicar yoga dos veces por semana te ofrece múltiples beneficios para que disfrutes de una vida más serena, tranquila y libre de estrés. Entre ellas, te ayuda a reducir el cortisol pues te enseña a conectar la mente y el cuerpo a través de la respiración, no solo durante la práctica de yoga sino también en aquellos momentos del diario vivir en que presentas angustia y necesidad de calma y relajación.

También tiene efectos muy positivos en el tratamiento del insomnio asociado con el estrés y a la ansiedad ya que favorece sueños profundos y reparadores.

Ayuda a tener un mayor control del peso de diferentes maneras: disminuye las conductas obsesivo-compulsivas que te empujan a comer alimentos por ansiedad más que por hambre, equilibra los procesos digestivos y circulatorios y regula el sistema endocrino para que tus hormonas se mantengan en un perfecto balance. Reconocer el ser como un todo no solo mejora la postura, la flexibilidad y el equilibrio, sino que también te permite desarrollar una mayor capacidad de atención y concentración beneficiando tu rendimiento intelectual y laboral.

Duerme bien y serás feliz

Dormir bien y tener un sueño profundo es fundamental para que el cuerpo se renueve a sí mismo. Toma el descanso como algo sagrado y cada noche duerme sin falta las ocho horas recomendadas porque este buen hábito mejora y potencia tu salud en general además de algo súper importante: te ayuda a reducir considerablemente tus niveles de estrés. Te sentirás más relajado, enérgico, con la lucidez mental necesaria para enfrentar cualquier situación y tendrás una mejor actitud para asumir los desafíos de la vida. Dicho de otra manera, si no duermes el tiempo suficiente los niveles de la hormona cortisol aumentan haciendo que te sientas fatigado, débil, irritable y sin energía.

He aquí otras prácticas muy útiles para combatir el estrés:

- **La meditación** es un método comprobado para aliviar el estrés. Dedica unos minutos de tu día para observar el paisaje o enciende una vela y siéntate a meditar cuando llegues a casa después de una jornada intensa de trabajo o disfruta de un baño de inmersión con sales de Epsom. La meditación calma los sentidos y reduce el estrés corporal bajando, a la vez, la producción de cortisol.
- Una **respiración** larga y profunda con los ojos cerrados es el primer paso para lograr que tu mente empiece a relajarse. Cuando te sientas agobiado por una situación difícil, aíslate en un lugar tranquilo de tu casa o siéntate en un parque al aire libre y respira profundamente entre diez y veinte veces. Es increíble cómo una acción que tomamos tan a la ligera puede ser la solución en muchos momentos de nuestras vidas para calmarnos rápidamente e incluso tomar decisiones más sabias.
- **Los masajes** son uno de los métodos que más utilizo para controlar mis niveles de estrés, relajar mis músculos y disminuir la tensión acumulada después de intensas rutinas de

entrenamiento físico y largas horas de jornada laboral. Los masajes, ya sea en el cuello, en la espalda, en la cabeza o en los pies, no solo relajan el cuerpo sino que también relajan la mente, logrando un momento de equilibrio y placidez que repercute en nuestro sistema hormonal disminuyendo el cortisol que se libera como respuesta al estrés y, por lo tanto, levantando el ánimo, fomentando la relajación, mejorando la calidad del sueño y disminuyendo la presión arterial.

• **Escribir** a diario tus vivencias y desahogar tus sentimientos ya sea positivos o negativos en un diario, será un vehículo muy efectivo para drenar los pensamientos y emociones que pueden estar bloqueados en tu mente. Escribir tus angustias y preocupaciones te ayudará a visualizar el problema con mayor claridad e incluso podrá abrirte un abanico de posibles soluciones. No te limites, no tienes que ser un gran escritor, solo agarra un papel y una pluma, y empieza a escribir todo lo que vaya surgiendo con naturalidad.

Ya tienes claro que el estrés no es algo mental solamente; también hay una repercusión a nivel fisiológico que perjudica tu calidad de vida y afecta tu composición corporal, como es la alteración del sistema endocrino. El estrés ocasiona un desbalance en la hormona cortisol y produce fluctuaciones en los niveles de insulina, aumenta el apetito y la acumulación de grasa principalmente en el área abdominal. Por esta razón es importante que conozcas aquellos alimentos y hábitos que debes evitar porque empeoran los síntomas del estrés:

• Grasas trans y alimentos fritos.
• Azúcar.
• Refrescos azucarados y jugos procesados.
• Harinas refinadas.
• Alimentos procesados.

- Alimentos a los que eres alérgico, sensible o intolerante, como puede ser el caso de los que contienen lactosa, gluten, carbohidratos fermentables, entre otros.
- Bebidas alcohólicas.
- Café en exceso: 2 tazas al día es la cantidad máxima recomendada.
- El sobre-entrenamiento.
- No descansar.

Consejos importantes que te conducirán al éxito

Ahora que ya conoces tu situación y estás decidido a cambiar tu vida, tomar control de tu salud y moldear tu figura con mi método de nutrición y ejercicio, debes hacer un pacto contigo mismo y también conmigo, porque este camino lo vamos a emprender juntos. En este libro encontrarás toda la información que necesitas para alcanzar tu meta y yo voy a ir guiando tus pasos. Eso sí, para que tengamos éxito como equipo dependo de tu reciprocidad, compromiso, disciplina, perseverancia, motivación, determinación, enfoque y fuerza de voluntad para seguir al pie de la letra todos mis lineamientos. Es decir, antes de iniciar mi método debes estar 100% seguro de que quieres este cambio de vida y lo asumas como un compromiso serio. Te hago mucho énfasis en este aspecto porque la información que estoy compartiendo contigo es muy valiosa y sus excelentes resultados han sido comprobados no solo por mí sino también por cientos de personas cuyos testimonios de éxito dan fe de su efectividad. Así, el grado de transformación que logres va a depender exclusivamente de tu compromiso personal.

Para conocer más a fondo y entender mejor a cada una de las personas que buscan mi asesoría, siempre hago las siguientes preguntas: ¿Cuál es tu principal motivación? ¿Por qué quieres hacer este cambio? ¿Cuál es la meta que deseas alcanzar? Son estas mismas preguntas las que te formulo a ti, porque reflexionar y pensar detenidamente en las respuestas te ayudará a descubrir los verdaderos motivos que te impulsaron a leer mi libro y a cambiar el rumbo que le has dado a tu vida hasta el momento. La suma de todas estas justificaciones será la gasolina que mantendrá encendida la llama durante todo el proceso para llegar triunfante a la meta que te has propuesto alcanzar.

FIRMA UN CONTRATO CONTIGO MISMO

Cada vez que comienzas un nuevo trabajo tienes que firmar un contrato, o cuando rentas una casa es indispensable que firmes un documento con las reglas y condiciones del acuerdo. Algo similar debes hacer contigo mismo cuando decides comenzar una nueva vida cuyo objetivo es cambiar tus hábitos para recuperar o potenciar tu salud y tener una mejor calidad de vida a largo plazo. Siempre he pensado que lo que bien empieza, bien termina; por eso si comienzas este camino convencido de lo que quieres lograr, estarás dispuesto a comprometerte firmemente contigo mismo y a sobrepasar todos los obstáculos que se te presenten en el camino. Este contrato puedes hacerlo de una manera simbólica, firmando un papel, o en tu agenda electrónica para que lo mantengas muy presente. Ahora bien, debes hacerlo con cierta formalidad y rigurosidad; por ello es muy importante que contenga la fecha, los datos que arrojaron las herramientas que te di en el capítulo de la autoevaluación y por supuesto que incluya en un sitio preferencial la meta final que quieres conquistar. A este contrato incluso le puedes anexar una foto tuya en el mejor momento de tu vida para que visualices hasta dónde puedes llegar, aunque cabe destacar que esa imagen la puedes usar solo como referencia porque ahora que vas a seguir al pie de la letra mi plan de nutrición y ejercicio específico para tu meta y tipo de cuerpo, estoy segura que podrás lograr resultados similares o incluso sobrepasarlos y alcanzar una transformación mucho más sorprendente.

LA PACIENCIA ES TU CÓMPLICE
PARA TRANSFORMAR TU CUERPO

Actualmente vivimos en una sociedad muy inmediatista en la que se quiere lograr todo rápidamente sin importar los riesgos. Esto me preocupa mucho porque cuando hablamos de nuestro cuerpo estamos poniendo en juego algo tan valioso como nuestra salud. Esa búsqueda desesperada por conseguir soluciones mágicas y resultados a corto plazo sin realizar una investigación previa puede ser incluso la misma causa de tu desesperanza y falta de motivación por haber tenido varios intentos fallidos en el pasado.

Mucho cuidado con esa ansiedad por lo inmediato. Ten presente que esas libras de más y la cantidad de grasa que tienes acumulada actualmente no son el reflejo de lo que comiste ayer o el diciembre pasado solamente; es el resultado de unos hábitos poco o nada saludables, y por tanto es la consecuencia de un desequilibrio energético que lleva ya un buen tiempo.

Sin embargo, ese deseo fervoroso de dar el primer paso y querer ver resultados pronto es algo muy positivo porque es el impulso para iniciar este gran proyecto en tu vida, y es esa fuerza interior que te mueve a dar la patada inicial con toda la energía y la emoción de lograrlo. Ahora bien, esa intención es la que debes conservar a lo largo de toda esta aventura y debe ir abrazada de una gran dosis de paciencia para que tengas la fortaleza física y mental para continuar pase lo que pase sin desfallecer.

Cualquiera que sea tu meta, requiere de la gran virtud de la paciencia. Si profundizas en la grandeza del cuerpo humano comprenderás que el organismo por su misma complejidad se tarda un tiempo prudencial para reaccionar ante un estímulo como el cambio de hábitos alimenticios y de ejercicio, ya que él siempre piensa en protegerte contando con suficientes reservas para responder a tus exigencias diarias. Es así como toma tiempo en aprovechar estos cambios y solo logra procesarlos cuando estos nuevos hábitos se vuelven costumbre.

Si hay un comportamiento común entre las personas que he asesorado es la impaciencia. A los días de haber empezado a seguir mi plan alimenticio y la rutina de ejercicios de la primera fase, ya me están preguntando: "¿Claudia, por qué no bajo de peso?". O si han perdido algunas libras, nada les parece suficiente. Cuidado, está bien ser inconforme y querer alcanzar grandes metas en la vida pero también hay que ser paciente y agradecido con los pequeños logros que se van cumpliendo poco a poco. Si hay una virtud importante que debes sacar a relucir durante mi método es la paciencia porque existen dos escenarios que te pueden suceder. El primero es cuando tu cuerpo, a pesar de las nuevas medidas y de realizar los cambios alimenticios pertinentes, no refleja una pérdida importante de peso en las primeras semanas e incluso puedes quedarte estable por algún tiempo aunque tu disciplina sea de calificación 10. Y el segundo escenario ocurre cuando tu cuerpo empieza a perder un número importante de libras al principio como reacción inmediata al cambio y luego se estabiliza, lo que es comúnmente conocido como estancamiento.

En ambos casos tu caballito de batalla debe ser la paciencia y la constancia. En el primer caso puedes experimentar cierto grado de frustración al principio, pero si eres paciente y continúas bien disciplinado con la alimentación y el ejercicio sin tener en cuenta lo que diga la báscula, te aseguro que en cualquier momento tu cuerpo empezará a responder como mágicamente y eso se traducirá en una pérdida importante de libras. Esto mismo puede ocurrir en los casos de aumento de masa muscular. En muchos casos puedes entrenar arduamente para lograr tu objetivo, pero sientes que tu cuerpo no responde con gran velocidad y aquí es donde tú también debes ser paciente y perseverante porque en cualquier momento tus músculos aprovecharán todo lo que has hecho por ellos y florecerán para dar paso al cuerpo fuerte y tonificado que persigues.

En el segundo caso comenzarás muy emocionado a ver cómo tu cuerpo empieza a deshacerse de esas libritas de más y te vas a sentir muy motivado para seguir trabajando fuerte y enfocado en tu plan alimenticio. Sin embargo, llegará un momento en el que tu paciencia y determinación se pondrán a prueba cuando la báscula no arroje cifras semanales tan alentadoras como al principio. Y es que ciertos organismos pueden reaccionar más velozmente que otros pero llegará un momento en el que el mismo cuerpo busca estabilizarse y por ello ralentiza el proceso de pérdida de peso. Lo mismo sucede si quieres aumentar tu masa muscular, llegará un punto de equilibrio y es ahí, en cualquiera de los dos casos, cuando debes reestructurar tanto tu plan alimenticio como las rutinas de entrenamiento para darle una sacudida a tu metabolismo y crear ese efecto sorpresa que hará que tu cuerpo reaccione nuevamente y continúe progresando.

Agradece cada logro, cada libra perdida, cada milímetro que pierdes de cintura o que ganas de masa muscular porque esas pequeñas manifestaciones de tu cuerpo son la forma de decirte gracias por quererme y por cuidar de mí. Esas muestras debes asumirlas como un estímulo para continuar en este lindo proceso que no solo potenciará tu salud y te hará lucir una figura hermosa, sino que también será como una academia a través de la cual fortalecerás virtudes tan importantes en la vida como son la paciencia y la perseverancia para disfrutar del éxito por esfuerzo propio.

SI DESEAS CAMBIAR, HAZLO POR TI

Mejorar o recuperar tu salud debe ser tu proyecto de vida más importante. Cada minuto, cada momento, cada instante agradece la oportunidad que tienes de disfrutar un día más de vida y qué mejor que vivirlo con salud y a plenitud. Tu motivación y el verdadero deseo de cambiar y de sentirte mejor contigo mismo debe provenir de tu amor propio, de la necesidad que sientes de estar al 100% para disfrutar la vida sano, compartir con tu familia y ver crecer a tus hijos.

Cuando te hablo del amor propio me refiero a ese hermoso sentimiento de quererte a ti mismo y de procurar lo mejor para tu salud y bienestar. No se trata de un sentimiento egoísta, claro que no. Se fundamenta en el cuidado de uno mismo, en esa valiosísima práctica de darle prioridad a todos los aspectos que te hagan crecer como persona y que fortalezcan tu salud y calidad de vida por todos los frentes. Cuando actúas en concordancia con estos principios tu vida alcanza una armonía maravillosa que se refleja en todos los ámbitos. Te conviertes en una persona más centrada con la capacidad de controlar tu vida, con la conciencia de elegir siempre lo mejor para tu salud y adquieres una capacidad especial para decir no a todos aquellos agentes que te quieran alejar de tu enfoque. Es decir, eres una persona que acepta su cuerpo, lo cuida con cariño y ama su existencia, por lo tanto irradia felicidad y está lista para amar a los demás.

Quiérete, cambia por ti, por tu deseo personal de ser mejor; saca ese espíritu competitivo que te impulsa a luchar día a día, renueva tu imagen para que lo que veas en el espejo te guste cada vez más, y afiances tu autoestima para que te sientas más seguro y orgulloso de ti mismo. Cuando logres sentirte tan poderoso por convicción propia, podrás empezar a pensar en los demás. Es decir, si ya alcanzaste esa seguridad porque estás decidido a transformar tu vida y dejar en el pasado esos hábitos destructivos que no te hacían feliz, ya puedes incorporar a tu propia motivación otros objetivos a corto plazo que van a seguir enriqueciendo esa fuente de deseos como sentirte atractivo porque tienes una nueva pareja o querer lucir maravilloso el día de tu boda o ponerte en tu mejor forma para tus vacaciones, o cualquier otro evento importante de tu vida.

En caso de que tu motivación inicial corresponda a una razón de salud que puedes mejorar, controlar o incluso aliviar realizando cambios a tu estilo de vida, debes por supuesto seguir todas las indicaciones del médico y mantener viva esa ilusión de recuperarla a costa de cualquier sacrificio. Recuerda: la salud es tu bien más preciado, sin ella no puedes cumplir tus sueños ni lograr todas las aspiraciones que te has propuesto en la vida; por lo tanto cuando esta flaquea, debes responderle con valentía y gallardía haciendo todo lo que esté a tu alcance para revertir los efectos de tus hábitos inadecuados o de tu negligencia. Debes entender que ya no se trata de algo que deberías hacer sino de algo que *tienes* que hacer. La connotación es completamente diferente y debe ir acompañada de cierta dosis de humildad porque si eres consciente de que el cuidado y la atención que le has prestado a tu cuerpo no ha estado a la altura, es momento de recapacitar, reflexionar y tomar acción con determinación y mucha fuerza de voluntad para que cada vez que tengas tentación de agredir tu salud, aflore en ti ese sentimiento autoprotector y guerrero.

Concientízate de algo muy importante: si tu organismo ya ha manifestado quebrantos de salud, es muy factible que quedes propenso a ellos en el futuro. Por consiguiente, los cambios de vida que adoptes para aliviar tu condición no deben ser tomados como algo transitorio, por el contrario, debes asumirlos como los compañeros que sostendrán tu salud el resto de tu vida. Cuando tus exámenes salgan normales nuevamente y te sientas saludable no bajes la guardia. Nunca se te olvide que la mejor forma de prevenir que estos padecimientos vuelvan a aparecer o que otros desórdenes se puedan presentar, es abrazando una alimentación natural, saludable y balanceada que siempre debe ir acompañada de una práctica deportiva constante y adecuada.

Pautas para mantener la motivación

Te has puesto a pensar en qué pasaría en un futuro si no te comprometes desde ahora a cambiar tu estilo de vida? ¿Has pensado en cuáles serían las consecuencias a nivel de salud? ¿Te sentirías satisfecho y orgulloso de los hábitos que les has enseñado a tus hijos? Realizar este autoanálisis es extremadamente valioso porque pone en perspectiva hacia dónde vas y la urgencia con la que tienes que modificar tu conducta y reanimar tu motivación.

La motivación es la fuerza que te impulsa a hacer algo; es el empujón que te lanza a conseguir un objetivo. Eso sí, para que llegues a materializar ese propósito debe ser algo que deseas con todas tus fuerzas, algo con lo que sueñas y por lo que estás dispuesto a hacer todos los esfuerzos y sacrificios que sean necesarios.

La motivación es un estado interno que activa, mantiene y dirige la conducta de una persona hacia metas o fines determinados; es el motor que te mueve a tomar ciertas decisiones, a hacer un plan de acción y a persistir para lograr con éxito su culminación. La motivación te da la energía y guía tu conducta, es el motor que anima tu comportamiento.

Cuando estás motivado, animado, deseoso, expectante y ávido de llegar a la meta todo el proceso es más bonito. Ves la vida de colores, celebras cada avance por más pequeño que sea y te sientes feliz y pleno; es como si tuvieras un súper poder que te hace sentir imbatible y dueño de tu propio mundo.

En mi caso he utilizado mi espíritu competitivo como el motor impulsor para lograr mis metas físicas. En mi adolescencia, como la mayoría de los jóvenes, tuve muchas inseguridades por ser muy delgada, pero a este mismo sentimiento de inconformidad le di un giro de 180 grados logrando convertirlo en mi mayor motivación para conquistar mi meta, y al mismo tiempo lo utilicé como un recurso extraordinario para demostrar mi carácter luchador a todas las personas que conformaban mi entorno. Con el tiempo logré todo lo que me había propuesto pero eso no significó que al llegar a la cúspide bajara la guardia. Por el contrario, ya con una capacidad física muy superior y con un rendimiento de alto nivel mis aspiraciones se fueron transformando y mis motivaciones cambiaron de rumbo. Es decir, alimentarme saludablemente y levantarme todos los días a entrenar eran ya mi estilo de vida; desde ese momento mi meta diaria ha sido superarme a mí misma a nivel de retos físicos con la intención de mantener esa vitalidad latente como el primer día en que empecé todo mi proceso. Después de tanto tiempo esa motivación sigue intacta en mí porque todos estos años me han enseñado que tener un estilo de vida sano y activo va mucho más allá de la apariencia física y de la autoestima; es la mejor decisión que cualquier persona puede tomar en cualquiera etapa de su vida para sentar las bases de una existencia sana y ser feliz.

A continuación te daré una lista de herramientas útiles para que te mantengas motivado:

• **Establece una fecha límite.** Cuando inicias un plan para bajar de peso, ponerte en forma o aumentar tu masa muscular debes fijar una fecha límite para lograr tu meta final. Es muy importante que establezcas una fecha máxima con la esperanza de que al término de ese tiempo alcances tu gran objetivo, además de que ya vas a saber manejar tu peso mucho mejor, estarás adaptado a tu plan de alimentación, tendrás una mejor condición física y las sesiones de ejercicio serán algo habitual en tu rutina diaria, lo que te facilitará conservar este gran logro arraigado ya como tu estilo de vida. Marcar una fecha límite hace que te proyectes al futuro para que avances con motivación y determinación en la dirección correcta.

• **Fragmenta tu objetivo final en pequeñas metas a corto plazo.** Ahora que ya has establecido el macro proyecto de tu vida y has fijado una fecha límite para llegar a la gran final, debes establecer dentro de ese lapso de tiempo entre el punto A y el punto B, cuáles serán esas metas a corto plazo que van a mantener viva tu motivación. Yo lo comparo con una competencia muy exigente como el Tour de Francia de ciclismo: los atletas compiten varios días para lograr el gran triunfo y vestir al final de la competencia la apetecida camiseta de campeón. Pero eso no lo logran de la noche a la mañana. Cada día tienen que superar una prueba diferente atravesando extensas superficies planas, escalando terrenos montañosos, pedaleando a altas velocidades, sobrepasando las inclemencias del tiempo, continuando aunque existan altos riesgos de accidentes, entre muchos otros obstáculos, confirmando que quien gana esta difícil carrera depende en gran parte de su propia motivación y fuerza mental para sobresalir en cada etapa y acumular puntos que lo acrediten el día de la etapa final como el gran vencedor. Este mismo principio lo debes aplicar en tu nuevo proyecto de vida. Saber cuándo comienzas y cuándo vas a terminar es un excelente inicio. Sin embargo, durante ese tiempo debes llenarte también de razones y metas a corto plazo que te impulsen a mantenerte enfocado y cada vez más motivado.

Es muy fácil buscar excusas para desechar tu plan pero aquí es donde debes sacar tu fortaleza interior para transformar esos pensamientos negativos que pretenden alejarte del camino en motivos y argumentos para seguir con más fuerza cada jornada. Aférrate a los eventos sociales que tengas, a la coquetería que nos mueve a querer ser mejores y más agradables físicamente para nuestra pareja, a la competencia sana con tus amigos o compañeros de trabajo, a ese sentimiento de querer estar siempre joven por satisfacción propia, a ese deseo de querer cambiar tu estilo de vestir y sentirte más atractivo o a ese linda sensación de dar un buen ejemplo a tus hijos.

- **La unión hace la fuerza.** Cuando empiezas un proceso largo con muchas aristas como lo es bajar de peso o ponerte en forma, es crucial contar con el apoyo de las personas que te rodean. No dudes en hablar con tu pareja y tus hijos y conversarlo también con tus amigos y compañeros de trabajo para que ellos entiendan que vas a comenzar un proceso muy positivo para tu vida y que necesitas de su apoyo y comprensión para llevarlo a cabo exitosamente. Ahora bien, si alguno de ellos decide unirse a tu equipo y ponerse tu camiseta, genial, ahora ya contarás con un cómplice que puede ser de gran apoyo en momentos de flaqueza, o por el contrario tú podrás ser esa fuerza que levante el ánimo de tu compañero los días difíciles. Salir a correr juntos a la playa, compartir recetas, ir a las mismas clases en el gimnasio o salir a cenar juntos teniendo en cuenta los mismos parámetros alimenticios para seleccionar un plato del menú, entre muchos otros, pueden ser factores que te hagan el camino más liviano al sentirte apoyado por una persona que te quiere bien.

- **Empieza practicando actividades deportivas que te diviertan.** Si eres una persona a la que no le gusta hacer ejercicio te recomiendo explorar las diferentes disciplinas del mundo del *fitness* o del deporte, que son muchas y muy variadas, para que empieces a familiarizarte con ellas y selecciones en primera instancia aquellas que te parezcan más divertidas y placenteras. De esta manera el tiempo que le dediques a tu actividad física empezará a gustarte y poco a poco lo irás desligando de esa connotación de sacrificio hasta que se convierta en algo agradable y productivo.

Cuando llegues a la etapa en que empiezas a sentir cariño por el ejercicio, ya has recorrido un largo camino; es decir, ya estás a la otra orilla del río porque ya tienes el hábito que es lo más difícil de adquirir. Ya no tienes esa lucha interna para salir de casa o para levantarte de la cama en las mañanas y hacer tu entrenamiento, ahora estás listo para integrar nuevas disciplinas y rutinas más intensas con el fin de seguir progresando.

• **Haz un seguimiento de tu avance sin obsesionarte con los números.** Monitorea tu progreso para mantenerte motivado. Al contrato que firmaste contigo mismo debes agregarle una ficha que incluya cada fecha de evaluación y los nuevos resultados. Llevar un control y comprobar tus avances es una decisión muy acertada y de gran ayuda para determinar si el plan que estás realizando está bien encaminado o si, por el contrario, tienes que pensar en hacerle ajustes a tu estrategia.

Que quieras enterarte de cuántas libras has perdido o cuánto se ha reducido tu porcentaje de grasa corporal, o que quieras saber cuánto peso has aumentado de masa muscular es algo natural y un factor de motivación importante; el inconveniente se presenta cuando te obsesionas con estos números. Recuerda que tu mente y tu cuerpo funcionan como un todo. Preocuparte demasiado por estos resultados puede ser contraproducente y bloquear el proceso. Establece un día a la semana para hacer tus controles; pésate siempre en la misma báscula a primera hora del día, en ayunas y después de ir al baño; realiza siempre el control de tu porcentaje de grasa corporal con la misma persona y a la misma hora del día; y toma tus medidas en el mismo horario.

Recuerda que el peso de una persona puede variar de un día para otro por múltiples factores como retención de líquidos, cambios hormonales, ingesta de sodio, problemas gastrointestinales, entre otros. Por esta razón no caigas en un error muy común que cometen muchas personas que se pesan todos los días a diferentes horas, en diferentes básculas, y al final terminan confundidos y tirando la toalla porque no le dan al organismo el tiempo suficiente para que asimile todas las modificaciones que le han hecho a su estilo de vida. Nuevamente te reitero la importancia de la paciencia. Si estás sereno y tranquilo durante todo el proceso y alimentas tu motivación todos los días, prepárate para llegar a la cúspide antes de lo esperado.

Elimina las excusas,
no te autosabotees

Cuando decides entrar en este hermoso mundo saludable también debes estar consciente que se te van a presentar varios retos en el camino que exigirán de tu parte una gran astucia y entereza para enfrentarlos y salir triunfador en cada uno de ellos. Cuando hablo de retos no me refiero a agentes externos sino a retos que tienes en tu propia mente como son las excusas. Una excusa significa el pretexto que se invoca para evitar una obligación, disculpar una falta o justificar una omisión.

En el día a día seguro te vas a sentir tentado en uno o varios momentos por buscar un pretexto para faltarle a tu disciplina, pero la voluntad así como las matemáticas se aprende, y cuando bien se aprende nunca se olvida.

Estas son excusas que escucho muy frecuentemente y con las que seguramente te vas a identificar:

Yo no puedo bajar de peso porque me encanta comer.
La realidad es, ¿a quién no le gusta comer? A mí me fascina la comida; la gran ventaja es que empecé a adentrarme en el mundo natural desde adolescente y he educado mi mente. Desde ese entonces siento gusto y predilección por alimentos naturales y saludables

sobre cualquier otra comida que pueda hacerme daño o que atente contra mis propósitos y logros ya conseguidos. Muchas personas creen que yo solo como lechuga y tomate pero la realidad es que quienes me siguen en mis redes sociales han sido testigos de mi gusto por la comida saludable y por la buena mesa pero siempre con la premisa que sea natural, saludable y nutritiva.

Seguir un plan alimenticio saludable y balanceado no quiere decir aguantar hambre y mantener todo el tiempo con apetito. Por el contrario, uno de los secretos de mi método es que vas a comer de todos los grupos alimenticios en las porciones adecuadas para tu meta y en intervalos constantes de tiempo durante el día. Esto sucede porque tu plan alimenticio debe ir enlazado con tu rutina de ejercicios para que la energía que ingieres vaya en concordancia con la energía que quemas en tu práctica deportiva y logres tu meta de una manera sana y duradera.

Me encantaría bajar de peso pero no sé por dónde empezar.

Es entendible que te sientas perdido cuando quieres comenzar a cambiar tus hábitos de vida; no saber por dónde empezar te crea confusión y, en muchos casos, esa sensación negativa te puede hacer desistir antes de empezar. La verdad es que para estructurar un plan completo con el enfoque apropiado en el logro de tu meta, debes acudir a un profesional calificado de la nutrición y del entrenamiento físico para que te elabore un plan y te haga el seguimiento adecuado. Además es importante que te muestre testimonios y ejemplos de los resultados que ha logrado con otras personas para que visualices lo que tú puedes alcanzar con su asesoría.

Como soy consciente de que no todos lo pueden hacer y viendo que esta era una de las excusas más comunes entre mis seguidores, decidí escribir este libro que encierra el método con que he ayudado a muchas personas que también se sentían perdidas y no sabían cómo empezar. Ahora ya no tienes excusa porque tienes mi guía en casa con un plan estructurado especialmente para tu meta y con el menú que debes seguir para que aprendas a alimentarte saludablemente.

He tratado todas las dietas y ninguna me ha funcionado.

Esta excusa la escucho todo el tiempo y obedece a un comportamiento muy común entre las personas que inician un plan de adelgazamiento con la esperanza de rebajar una gran cantidad de libras en pocos días. Como no lo logran, desisten y empiezan a comer en exceso y a descuidar la calidad de los alimentos que ingieren. Esto no significa que el plan que intentaron no funcione, no. Lo que significa es que la impaciencia y el inmediatismo de esa persona lo llevaron al fracaso.

Cuando emprendas un proyecto enfocado en bajar de peso, ponerte en forma o aumentar tu masa muscular debes tener muy claro que la base de todo está en que cambies tu manera de pensar y entiendas que esta será la dirección hacia donde vas a dirigir tu vida desde ese momento en adelante. No se trata de cambios momentáneos o temporales; debes concebirlo como el punto de partida en el maratón de tu vida con la seguridad de que cuando cruces la meta, este gran esfuerzo te traerá una lluvia de beneficios para que goces de una vida plena llena de salud y armonía.

No me gustan las frutas ni las verduras.

Se me hace difícil pensar que a una persona no le guste ningún manjar de la naturaleza dentro de la extensa variedad de frutas, vegetales y hortalizas. Por lo general a una persona le gustan una serie de alimentos y otros no los consume porque no le gustan o porque no los conoce. Por lo tanto te recomiendo integrar poco a poco la mayor cantidad de ellos a tu dieta y explorar diferentes preparaciones, opciones y colores. Cabe la posibilidad de que no conozcas alimentos deliciosos que se pueden convertir en tus favoritos. Dentro de las opciones prácticas para cumplir con la cuota diaria de frutas y vegetales están las múltiples alternativas que te ofrezco en el menú semanal de mi método que encontrarás más adelante y los jugos naturales y jugos verdes de los cuales te hablé extensamente en mi libro *Jugosa y Fit*.

Yo soy feliz como estoy.

Que tengas una alta autoestima y te quieras tal y como eres es fabuloso porque quiere decir que ya tienes una base sólida para empezar tu transformación. Querer adoptar hábitos de vida saludables no quiere decir que no te quieras; por el contrario, quiere decir que te quieres tanto que deseas mejorar y cuidar de tu cuerpo como un tesoro. Alimentarte saludablemente y darle a tu organismo lo más selecto de la naturaleza tiene como principal finalidad optimizar tu salud y si eso repercute en una apariencia física más agradable, estupendo. Dicho esto, si te sientes bien como estás actualmente, yo te invito a cambiar tus hábitos y te aseguro que si ahora estás cómodo, más adelante vas a estar aún más pleno y feliz.

No tengo dinero ni tiempo para hacer ejercicio.

A lo largo de mi práctica profesional en los medios de comunicación me he enfocado en darle al público latino de los Estados Unidos y Latinoamérica herramientas muy útiles sobre cómo pueden hacer ejercicio en casa para que el dinero, las condiciones ambientales, los hijos o las ocupaciones no sean un impedimento para continuar con su rutina de ejercicios. En tu casa, garaje, cocina encuentras elementos que puedes utilizar como instrumentos para hacer ejercicios. También puedes usar las escaleras del edificio donde vives o ir a caminar a un parque y utilizar las bancas, los muros o los juegos de los niños para ejercitar diferentes áreas del cuerpo o incluso hacer rutinas con tu propio peso que también son muy efectivas para quemar grasa, tonificar y mejorar tu rendimiento físico como si fueras al mejor gimnasio de tu ciudad.

Si tu excusa frecuente es el tiempo, quiero que reflexiones sobre este aspecto. Lo quieras o no, te sientas bien o no, tengas tristeza en tu corazón o no, tú debes presentarte a trabajar para cumplir con tus deberes profesionales. ¿Por qué no hacer lo mismo con tu salud? ¿No crees que vale la pena convertir tu bienestar en algo prioritario en tu vida? Sé que mantienes muchas ocupaciones y responsabilidades pero así como separas tiempo para cada aspecto importante en tu rutina diaria, igual debes hacerlo para ejercitar tu cuerpo y restituirle la vitalidad y la energía que va perdiendo con los años.

Levantarte más temprano, pasar menos tiempo en la computadora o mirando televisión, racionar las horas que pasas en las redes sociales, salir al parque con tus hijos o salir a caminar con tu pareja son algunas alternativas disponibles para ponerte en acción. En lugar de buscar excusas para continuar con tu vida sedentaria, mi propuesta es que descubras y te llenes de motivos adicionales para tomar la decisión de ponerte en movimiento como pasar tiempo con tu familia, estar en contacto con la naturaleza, liberar estrés o la satisfacción de sentir esa deliciosa sensación después de ejercitarte.

Yo no puedo bajar o subir de peso por mi metabolismo.

Es cierto que algunas personas tienen un metabolismo basal más rápido que otras, sin embargo, con un método eficiente, tú puedes modificar y estimular tu metabolismo para que reaccione a tu favor y junto con una correcta rutina de entrenamiento veas resultados y logres la meta que sueñas conseguir de la manera más efectiva y duradera. Es una realidad que a medida que desarrollas más masa muscular, aceleras tu metabolismo y esto te ayudará a perder libras de grasa; en caso de que quieras ganar volumen corporal necesitas trabajar arduamente en rutinas enfocadas en la hipertrofia con una ingesta calórica mayor para estimular el crecimiento de la masa muscular.

Controla tu metabolismo

Un término muy popular en la actualidad cuando se habla del control del peso corporal, es el *metabolismo*. Esta fama está bien fundamentada porque tiene una gran participación en el manejo del peso de una persona aunque cabe destacar que en muchos casos el metabolismo es considerado responsable del aumento o reducción del peso corporal sin justa razón. Muchas personas usan el término *metabolismo* sin saber en verdad de qué se trata; en general, se suele asociar con la obesidad y se le culpa por no poder bajar esos kilos o libras de más, aunque no sea exactamente así. Entender bien cómo funciona el organismo humano, cómo aprovecha la energía que obtiene de los alimentos y cómo la utiliza para todos sus procesos metabólicos, es de vital importancia para poder dar juicios con criterios verdaderos. Quiero que leas con detenimiento este capítulo para que entiendas qué es el metabolismo y cómo funciona y aprendas a usar las herramientas que te ayudarán a modificarlo para que logres tus propósitos.

¿QUÉ ES EL METABOLISMO?

El metabolismo permite la existencia desde el punto de vista biológico; se caracteriza por un conjunto de procesos que posibilitan la generación de energía y la formación y reproducción de estructuras que permiten el mantenimiento de la vida.

El organismo funciona en un constante y preciso balance entre obtención, producción y administración de energía y eso es precisamente lo que es el metabolismo: el modo en el que el organismo obtiene, produce y administra la energía que necesita para funcionar. Es el conjunto de reacciones químicas y de procesos fisiológicos que se desarrollan en las células del organismo a fin de proporcionar la energía y las sustancias básicas para formar, nutrir, reparar los tejidos y órganos, y para producir sustancias esenciales como hormonas, enzimas y anticuerpos, entre otros. Este proceso permite transformar las kilocalorías que contienen los alimentos que ingerimos en el combustible que necesitamos para todas las actividades que realizamos diariamente.

PROCESOS METABÓLICOS

Todos los procesos metabólicos que se llevan a cabo en el organismo se pueden clasificar en dos tipos:
- Procesos anabólicos, o de síntesis (construcción).
- Procesos catabólicos o de degradación.

PROCESOS ANABÓLICOS (FASE CONSTRUCTIVA)

Es el proceso mediante el cual el cuerpo utiliza moléculas simples para crear moléculas complejas que necesitan ser renovadas continuamente; por esta razón el organismo requiere de energía para generar este proceso. Corresponde a las reacciones químicas que le permiten al cuerpo, a partir de partículas sencillas, formar o sintetizar sustancias vitales para los procesos de crecimiento y reproducción constante, y también para ser almacenadas como reserva de energía del organismo. Algunos ejemplos son:
- La síntesis de proteínas.
- La formación de una proteína a partir de los aminoácidos básicos de otras proteínas.
- La formación de una hormona a partir de proteínas específicas.
- El crecimiento y mineralización de los huesos.

- La fabricación de tejidos corporales.
- La creación y regeneración de fibras musculares que determinan el aumento de la masa muscular.

PROCESOS CATABÓLICOS (FASE DESTRUCTIVA)

El catabolismo se caracteriza por descomponer o simplificar sustancias y elementos que el organismo obtiene en unidades más simples para poder asimilarlos mejor al transformarlos en energía que pueda ser absorbida por los diferentes órganos y tejidos del organismo. Descompone grandes células en fracciones más pequeñas y libera energía en el proceso. El catabolismo proporciona la energía que tu cuerpo necesita para la actividad física.

Cabe anotar que el organismo es una máquina perfecta que funciona en completa armonía y por tanto sus funciones son interdependientes. Es decir, mediante el catabolismo el cuerpo descompone la materia o los alimentos en moléculas simples no solamente para ser absorbidos con mayor facilidad sino también para convertirlos en unidades necesarias para los procesos anabólicos, creando un ritmo armonioso entre los procesos anabólicos y catabólicos que dan como resultado el funcionamiento ideal del metabolismo. Algunos ejemplos son:

- La digestión: Cuando ingerimos un alimento, las moléculas del sistema digestivo denominadas enzimas descomponen los macronutrientes de la siguiente manera:
  - ▸ Las proteínas en aminoácidos.
  - ▸ Los hidratos de carbono o carbohidratos en glucosa.
  - ▸ Las grasas en ácidos grasos.

    Estos compuestos son absorbidos por la sangre, que los transporta a las células donde otras enzimas ejecutan las reacciones químicas necesarias para que se metabolicen de modo que se liberen o se almacenen como reservas de energía.

    Para vivir, las células necesitan una gama de nutrientes que deben tomar de los alimentos que ingieres. Para absorberlos, el organismo necesita descomponer los alimentos en moléculas sencillas para ser asimilados y transportados. En este recorrido largo y complejo intervienen numerosas enzimas y órganos especializados en descomponer ciertas sustancias o nutrientes para que sean asimilados por el organismo o eliminados al exterior como deshechos.

- Catabolismo muscular: Cuando una persona realiza un entrenamiento físico intenso en un breve período de tiempo y no se alimenta de la manera adecuada o su ingesta es insuficiente, puede sufrir catabolismo muscular porque el cuerpo al tener deficiencia de ciertos nutrientes empieza a alimentarse de sus propios tejidos, debilitando y destruyendo los músculos, provocando pérdida de fuerza y de tono muscular.

El compás del anabolismo y del catabolismo es otra gran muestra de lo fascinante que es el funcionamiento del organismo humano. Aunque son dos procesos opuestos, se necesitan entre sí, es decir, son complementarios porque ocurren constantemente en las células permitiendo que se puedan llevar a cabo todas las funciones fisiológicas del organismo.

LA TASA METABÓLICA BASAL

Cuando quieres lograr tus metas físicas, ya sea bajar de peso, mantenerte en tu peso ideal, aumentar tu masa muscular o tonificar y ponerte en forma, existe un concepto muy importante que debes conocer y manejar muy bien para que tu estrategia esté bien cimentada y conozcas tus necesidades calóricas con base en tu caso personalizado. Ese dato tan importante es tu tasa metabólica basal, pero antes de ayudarte a descubrirla quiero que entiendas su significado y cómo repercute en tu peso corporal.

La tasa metabólica basal, también conocida como el metabolismo basal, es la cantidad mínima de energía que cada célula de tu organismo necesita para mantenerse con vida. Es el gasto energético que el cuerpo utiliza para llevar a cabo sus funciones vitales y permanecer vivo mientras se encuentra en reposo total y a una temperatura ambiente. La Tasa Metabólica Basal (TMB) representa la energía que requiere el cuerpo para regular la temperatura corporal, mantener el funcionamiento del corazón y la circulación sanguínea, conservar el movimiento normal de los músculos para la respiración y sostener el funcionamiento de otros órganos como el hígado, los riñones y el cerebro.

El metabolismo basal podríamos definirlo como la parte más importante del metabolismo y representa entre el 60% y el 70% del total de kilocalorías quemadas por una persona durante un día, por ello es tan importante tomar medidas para incrementar este consumo energético especialmente aquellas personas que tienen como objetivo prioritario la pérdida de peso.

Incrementar tu metabolismo basal es probablemente unas de las formas más fáciles de perder peso de forma natural, segura, duradera y saludable. Acelerar el metabolismo proporciona ciertos beneficios que te permitirán adelgazar de manera constante y lo mejor es que hay muchos factores que tú puedes controlar solo cambiando tus hábitos y dándole prioridad al cuidado de tu cuerpo en tu rutina diaria.

FACTORES QUE AFECTAN TU TASA METABÓLICA BASAL
Información genética

Cada persona nace con una información genética proveniente de sus padres y es esta la que determina gran parte del funcionamiento del organismo e incluso de la apariencia física del individuo. La tasa metabólica basal no es la excepción ya que suele depender, principalmente, de factores genéticos que determinan cómo actúa y reacciona el organismo ante diferentes situaciones. Si bien es una información ya predeterminada, se puede controlar y manejar a tu favor si tomas las medidas pertinentes que están bajo tu control.

Tamaño corporal

Un cuerpo más grande y fornido contiene más células y necesita de un mayor consumo de kilocalorías para mantenerse, por eso estas personas tienden a tener un metabolismo basal más elevado. Mientras más alta sea la estructura ósea y muscular de una persona, mayor será su tasa metabólica basal. Por ejemplo dos personas de la misma edad, del mismo sexo y con la misma actividad diaria pero con diferentes estaturas y contexturas, tienen diferentes tasas metabólicas; la persona de mayor altura tiene más tejido corporal que la de estatura más baja, por lo tanto usa más energía al día solo para subsistir.

Sexo

Las mujeres tienen un metabolismo basal más lento que los hombres ya que cuentan con una mayor proporción de grasa corporal debido a las hormonas femeninas y a los procesos hormonales que requieren de mayor tejido adiposo. Los hombres tienen niveles mayores de masa muscular debido a su constitución genética y por lo tanto su tasa metabólica basal es más alta. Así que no te olvides que cuanto más músculo tenga el cuerpo, mayor será su tasa metabólica basal.

Edad

La edad afecta al metabolismo tanto en el caso de los hombres como en el caso de las mujeres. Las personas jóvenes tienen un metabolismo basal más rápido que va disminuyendo con los años. A partir de los 30 años el metabolismo empieza a sufrir un declive gradual ya que tendemos a perder masa muscular y a ganar grasa corporal por cambios hormonales. Sin embargo, aunque el metabolismo masculino se ralentiza con la edad, el descenso mayor ocurre en las mujeres. A partir de los 35 años, los cambios hormonales empiezan a afectar la capacidad del cuerpo femenino para retener músculo y quemar la grasa corporal.

Otro factor que influye directamente en la variación del metabolismo con el paso de los años obedece a un cambio gradual del estilo de vida de la persona hacia hábitos más sedentarios. Es de vital importancia ejercitarse en la adultez porque esto puede contribuir a mantener o incrementar los niveles de la tasa metabólica basal a pesar de la edad.

Alimentación

Otro elemento primordial para mantener tu metabolismo basal en acción y en un permanente ascenso es una correcta alimentación. En este punto en particular hay dos prácticas que desafortunadamente son muy comunes en la rutina diaria del público en general y que pueden afectar sustancialmente la tasa metabólica basal.

La primera son las dietas radicales y restrictivas en las que la persona se priva de importantes macro y micronutrientes creando un desbalance en su alimentación diaria. Al disminuir el aporte calórico, el organismo adopta una posición de autoprotección y se reprograma para funcionar con menos energía, disminuyendo la tasa metabólica basal.

La segunda costumbre que sucede muy frecuentemente en nuestros tiempos por las múltiples ocupaciones o simplemente porque creen que dejando de comer van a bajar de peso más rápidamente, es el ayuno y pasar muchas horas sin ingerir alimento. El organismo, nuevamente pensando en protegerte a ti para que tengas la suficiente energía y puedas rendir en todos los aspectos de tu vida diaria, compensa esta falta de nutrientes reservando algunas kilocalorías del último alimento en forma de grasa. Y si a esto le sumas que la persona al pasar tanto tiempo sin comer tiene un apetito voraz e ingiere en su próxima comida porciones copiosas, se acrecienta el desbalance y la incapacidad del organismo para procesar esta información contradictoria, lo que provoca un descenso en el metabolismo basal y un incremento en el porcentaje de grasa corporal.

Esto te demuestra que la práctica más saludable es la que siempre he querido inculcar en todos ustedes: hay que seguir un plan alimenticio saludable, natural y equilibrado sin eliminar ningún grupo alimenticio, realizar cinco comidas moderadas distribuidas a lo largo del día y comer cada tres horas para mantener tu metabolismo alerta y en acción.

Efecto termogénico de los alimentos

El efecto termogénico es el proceso mediante el cual los alimentos que ingieres incrementan el calor de tu cuerpo para poder ser digeridos, provocando un incremento en tu metabolismo durante un período corto de tiempo. Dicho en otras palabras, la termogénesis es la energía que gasta tu cuerpo para metabolizar los distintos alimentos que consumes diariamente. Se fundamenta en el consumo energético utilizado durante todo el proceso: digestión, absorción, distribución, almacenamiento y excreción.

Una alimentación balanceada debe estar conformada por los tres macronutrientes base de la alimentación: las proteínas, los hidratos de carbono y las grasas. Sin embargo, cada uno de ellos posee un efecto termogénico diferente, es decir, tu organismo consume una cantidad diferente de energía en la digestión de cada uno de ellos.

Las proteínas son las que mayor efecto termogénico tienen debido a que el organismo debe convertirlas en aminoácidos para poder utilizarlos posteriormente. Este proceso requiere de un trabajo complejo y por ende de una mayor demanda de energía. Sin embargo, con esto no quiero decir que debes consumir solo proteínas, claro que no; la clave de una dieta sana y balanceada se basa en el equilibrio entre todos los grupos alimenticios.

Los hidratos de carbono poseen un efecto termogénico menor que las proteínas, aunque debo advertir que la termogénesis de los carbohidratos no depende únicamente de la cantidad que consumas; también influye su índice glucémico que es la velocidad con la que los alimentos ricos en hidratos de carbono se absorben y elevan los niveles de glucosa en sangre después de consumirlos. Es decir, tu cuerpo utiliza una mayor cantidad de energía para metabolizar los carbohidratos complejos que para digerir y asimilar los carbohidratos simples; los primeros poseen un índice glucémico bajo y utilizan más energía ya que son alimentos que tardan más tiempo en digerirse, como cereales integrales, arroz integral, maíz, avena, *muesli*, legumbres, germen de trigo, cebada, etc.

El efecto termogénico de las grasas es muy inferior al de los dos macronutrientes anteriores. No obstante recuerda que para tener una dieta verdaderamente equilibrada debes consumir con moderación grasas buenas en tu alimentación diaria.

El gasto diario del organismo por termogénesis se calcula en un 10% del gasto energético total. Como puedes darte cuenta el cuerpo necesita energía para múltiples funciones y por ello está en ti que lo surtas con los alimentos idóneos para que pueda funcionar a la perfección y tú puedas lograr tus metas físicas y estéticas.

Ejercicio físico

Uno de los aspectos de mayor relevancia para tener un metabolismo basal alto es mantener una actividad física constante y variada que incluya diferentes disciplinas del mundo del *fitness* enfocadas en el mantenimiento y desarrollo de la masa muscular y en la actividad aeróbica o cardiovascular que conlleva un gasto energético inmediato. Practicar constantemente rutinas de entrenamiento dirigidas a incrementar la proporción del tejido muscular y a disminuir el porcentaje de grasa corporal será un factor determinante en el aumento de tu tasa metabólica basal porque el músculo es metabólicamente activo, lo que quiere decir que quema más kilocalorías en reposo.

Reducir el porcentaje de grasa corporal y aumentar la masa muscular es la forma más indicada de activar el metabolismo y de mantener un ritmo constante en el funcionamiento del organismo; es decir, es la manera más efectiva de que aun con el paso de los años conserves un peso saludable, te sientas vital y reviertas los efectos del envejecimiento. En otras palabras, cuando potencias tu metabolismo y logras mantener activo su funcionamiento, es como si le inyectaras vida y juventud a tu cuerpo constantemente.

Actividad hormonal

Como lo expliqué en un capítulo anterior, la glándula tiroides juega un papel vital en la regulación del metabolismo y, por ende, en tu salud en general. Como parte del sistema endocrino esta glándula libera hormonas tiroideas que participan activamente en el metabolismo de todos los macronutrientes, en el funcionamiento del resto del sistema hormonal y en el mantenimiento del metabolismo basal para que el cuerpo digiera y absorba rápida y adecuadamente el alimento ingerido.

La secreción regular de hormonas tiroideas al torrente sanguíneo propicia el funcionamiento ideal del metabolismo que trae como consecuencia un aumento en el consumo de las proteínas, de las grasas y de la glucosa proveniente de los hidratos de carbono, suscitando un aumento de la tasa metabólica basal del individuo.

Otros factores que pueden influir en tu metabolismo basal son los medicamentos y las condiciones ambientales, además del embarazo y la lactancia.

TIPOS DE METABOLISMO
METABOLISMO DE TORTUGA (LENTO)

Ya sabemos que uno de los factores determinantes en el funcionamiento adecuado del metabolismo es la genética, pero no es el único aspecto a tener en cuenta. Cada organismo funciona a su propio ritmo como resultado de la suma de todos los factores que te mencioné anteriormente; uno de los más comunes es el metabolismo de tortuga o metabolismo lento.

Las personas con metabolismo lento necesitan una menor cantidad de energía para llevar a cabo sus funciones vitales por lo tanto todo lo que consumen en exceso o dejan de consumir lo acumulan en forma de grasa como reserva energética.

El metabolismo lento tiene como consecuencia que la persona queme poca grasa y la almacene en proporciones más elevadas de lo normal, lo que puede ocasionar sobrepeso y obesidad.

Las personas con este tipo de metabolismo pueden comer lo mismo, o menos que otras personas y hasta realizar actividades físicas similares y siguen acumulando grasa o al menos no bajan de peso con la misma facilidad y rapidez que las personas con metabolismo normal o rápido. Es decir, su cuerpo se ha acostumbrado a consumir menos kilocalorías para mantener sus funciones vitales y la velocidad para realizarlas también ha descendido.

Así como las tortugas caminan lentamente y se tardan mucho más tiempo de lo normal para desplazarse de un lugar a otro, este tipo de metabolismo se tarda más tiempo en procesar los alimentos y quemar la grasa acumulada, por lo tanto esos molestos depósitos o rollitos no se reducen con facilidad.

Síntomas de un metabolismo lento:

- Aumento de peso con facilidad.
- Dificultad para bajar de peso a pesar de restringir la cantidad de kilocalorías que se consumen.
- Aumento del porcentaje de grasa corporal.
- Cansancio o fatiga en forma regular.
- Malestares digestivos como acidez, gases y distensión abdominal.
- Sensación de frío con frecuencia y manos frías.
- Pérdida de cabello, piel seca y uñas quebradizas.
- A largo plazo: sobrepeso, obesidad, diabetes, patologías cardiovasculares, entre otros.

Las causas de un metabolismo lento son diversas, entre ellas están:

- El hipotiroidismo: Una de las causas más comunes de tener un metabolismo más lento de lo normal es el hipotiroidismo del cual te hablé anteriormente. Se produce cuando la glándula

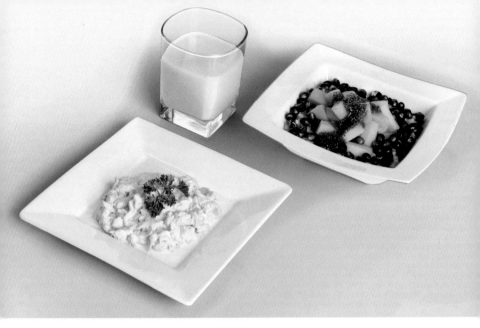

LUNES
Desayuno: Delicioso despertar
Huevos revueltos y avena con mango, granada o *pomegranate*
y semillas de chía

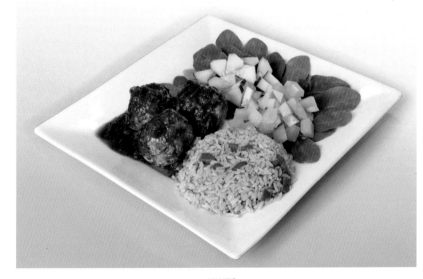

LUNES
Almuerzo: Sabor casero
Albóndigas de pavo en salsa de tomate natural
con arroz integral y ensalada

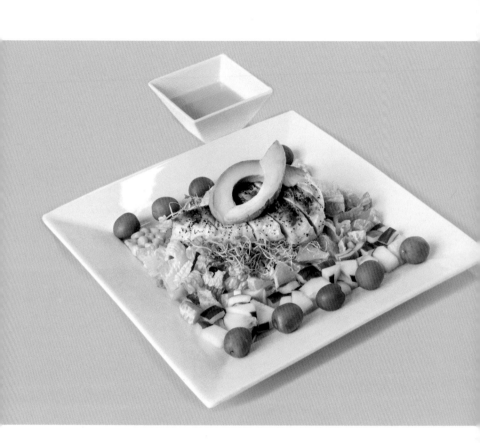

MARTES
Almuerzo: Súper ensalada al estilo Claudia
Ensalada con pechuga de pollo, maíz
y vegetales frescos

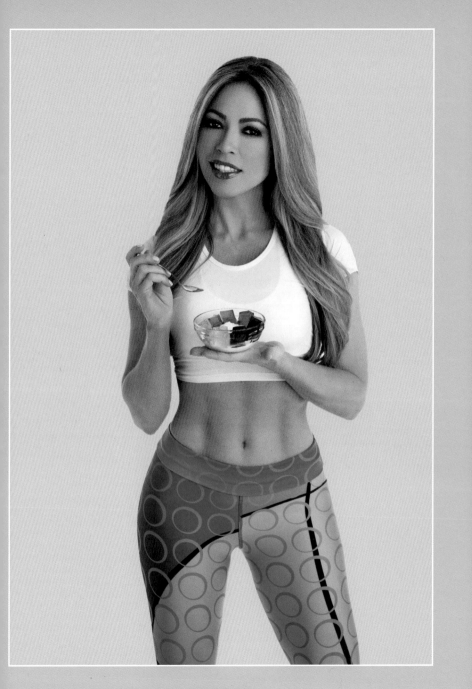

MIÉRCOLES
Merienda de la tarde: Mi dulce secreto
Yogurt griego con cubos de gelatina

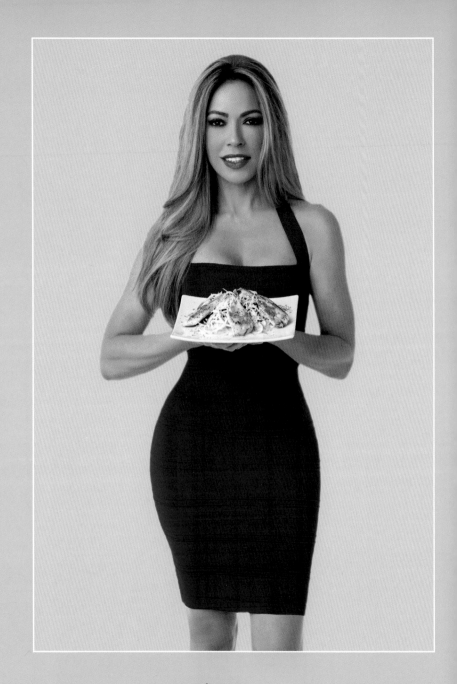

MIÉRCOLES
Cena: Deleite al paladar
Pechuga de pollo con tallarines de *zucchini*
en salsa blanca

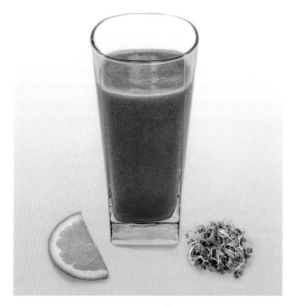

JUEVES
Merienda de la mañana:
Néctar natural
Licuado verde

JUEVES
Almuerzo: Exótica combinación
**Salmón con Spirulina, puré de papa morada
y ensalada**

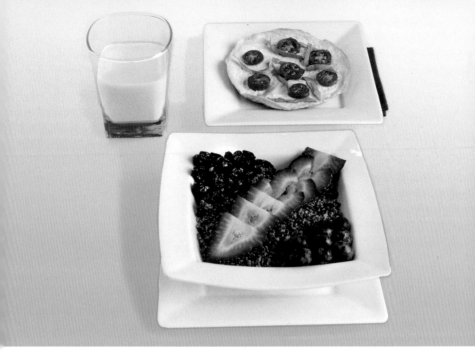

VIERNES
Desayuno: Levántate a brillar
Pizza de huevo con tomate
y quínoa roja

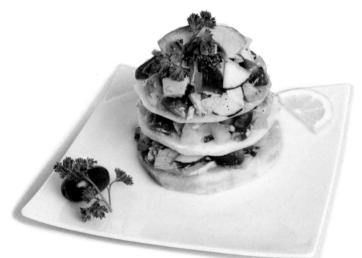

VIERNES
Cena: Auténtico placer
Ensalada fresca de jícama con lomos de atún blanco,
vegetales y aguacate

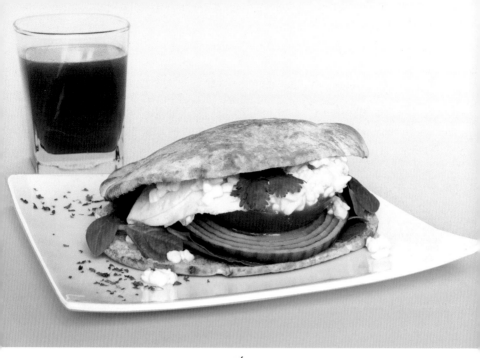

SÁBADO
Desayuno: Energía al instante
Sándwich de pan pita integral con claras de huevo
y jugo de sandía con menta

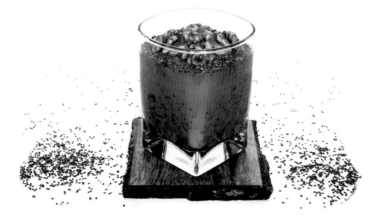

SÁBADO
Merienda de la tarde: Dulce aroma de café
Pudín de semillas de chía
con café y nueces

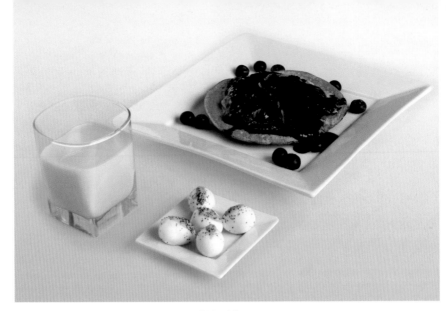

DOMINGO
Desayuno: Amanecer inolvidable
Huevos de codorniz y *pancake* de avena
con arándanos azules

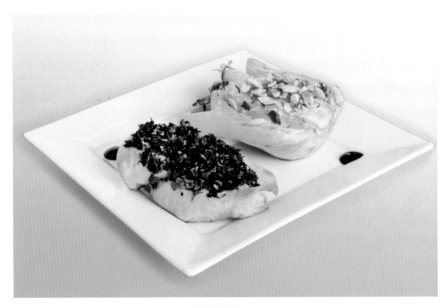

DOMINGO
Cena: Meta cumplida
Pechuga de pollo con especias
e hinojo al horno

tiroides no funciona adecuadamente y como consecuencia la persona tiene una mayor tendencia a engordar y se le dificulta perder peso.

Para saber si padeces de hipotiroidismo debes realizarte pruebas de laboratorio ordenadas por tu médico y con el tratamiento indicado podrás controlar los síntomas y manejar tu peso.

• Alergias e intolerancias alimenticias: estas causas muchas veces las pasamos por alto porque desconocemos que los malestares y los cambios que presenta nuestro cuerpo puedan estar asociados a una alergia o a una intolerancia alimenticia. Entre estas reacciones adversas se encuentran por ejemplo la dificultad para perder peso, inflamación del abdomen, alteraciones digestivas, malestares estomacales, falta de energía, dolores de cabeza, inflamación generalizada del cuerpo y de la cara y problemas de la piel, entre otros.

Las alergias alimenticias obedecen a una reacción del sistema inmunológico mientras que las intolerancias son, entre otros factores, la respuesta a carencias de enzimas digestivas para procesar algunos alimentos, lo que ocasiona una mala digestión y dificultad en la absorción de los nutrientes causando deficiencias nutricionales que ralentizan el metabolismo. Ejemplos: alergia o intolerancia al gluten, a la lactosa, al huevo, etc.

Para estar seguro de que padeces de alergia o intolerancia alimenticia debes realizarte las pruebas pertinentes, de esta manera ya conocerás los nutrientes o alimentos que debes eliminar de tu dieta.

• Causas asociadas con tu estilo de vida: Estas en conjunto pueden producir que tu metabolismo se desacelere con el tiempo. Entre ellas están:

  ▸ El ayuno prolongado.
  ▸ Desayunar tarde o no desayunar.
  ▸ Una alimentación desbalanceada.

▶ Una deficiencia de vitaminas o minerales como vitamina C, vitaminas del complejo B, hierro, cromo, yodo, magnesio, entre otros.

▶ Comer demasiado rápido.

▶ Saltarse el horario de comidas.

▶ Realizar comidas copiosas.

▶ No ingerir la fibra suficiente.

▶ Beber poca agua.

▶ No dormir lo suficiente.

▶ Llevar una vida sedentaria y permanecer sentado mucho tiempo.

▶ No practicar ejercicio físico.

▶ Estrés excesivo.

Lo anterior te demuestra que hay factores que no están bajo tu control aunque con un buen diagnóstico y siendo muy disciplinado con el tratamiento, no constituyen un obstáculo para que logres tu objetivo de activar tu metabolismo, reducir tu porcentaje de grasa corporal y ponerte en forma. Por otro lado existen factores que sí están bajo tu dominio como son tus hábitos alimenticios, estilo de vida y manejo del estrés. Si tienes un metabolismo lento y aletargado no te preocupes; levanta ese ánimo y sigue con detenimiento los siguientes consejos para que despiertes y aceleres tu metabolismo y colmes tu vida de vitalidad.

NUTRE TU CUERPO CON UNA ALIMENTACIÓN NATURAL Y BALANCEADA

La alimentación es uno de los mayores factores que afectan el metabolismo. Concebir el organismo como un gran ecosistema en el que cada pieza desempeña una función indispensable para que se produzca la cadena de funciones, te hará entender por qué es tan importante suministrarle a tu cuerpo de manera constante todos los insumos que necesita para poder cumplir adecuadamente con todas sus funciones vitales.

Contrario a lo que piensan muchas personas que padecen de hipotiroidismo, el organismo no necesita que lo priven de alimento; por el contrario, necesita porciones moderadas de todos los nutrientes y precisa la energía suficiente para sobrevivir y responder a las exigencias. Si restringen su ingesta calórica y privan al organismo de nutrientes esenciales, el metabolismo va a seguir siendo cada vez más lento porque el cuerpo seguirá acumulando grasa día tras día desencadenando un efecto dominó que puede terminar en sobrepeso y obesidad.

Una de las claves para activar tu metabolismo a través de una nutrición correcta se basa en seguir una alimentación natural y equilibrada que incluya todos los grupos alimenticios y que cubra los requerimientos diarios de energía y de nutrientes para gozar de un buen estado de salud y al mismo tiempo responder eficientemente al ejercicio que estás realizando para lograr tu meta física y alcanzar tu peso ideal. Estos nutrientes incluyen los macronutrientes (proteínas, carbohidratos y grasas), los micronutrientes (vitaminas y minerales), el agua y la fibra.

PASAR LARGOS PERÍODOS SIN INGERIR ALIMENTO

La vida actual llena de compromisos, ocupaciones y responsabilidades ha ocasionado que cada vez sean más las personas que se saltan uno o varios alimentos al día sin darle la suficiente importancia. Pero la verdad es que esta es una práctica nociva para la salud y puede ser una de las principales causantes de que tu metabolismo se ponga tan lento como una tortuga.

Pasar por alto una comida ocasiona que el organismo después de un período largo de tiempo sin ingerir alimento modifique su velocidad de desempeño tal y como sucede con la batería del celular. Si te das cuenta, cuando la batería de tu teléfono se está agotando, el mismo teléfono la cambia al modo de ahorro para alargar la duración. Bueno, lo mismo sucede con el metabolismo. Si no le proporcionas a tu cuerpo los nutrientes que necesita, el organismo muy inteligentemente ahorra energía en forma de grasa para utilizarla paulatinamente de manera que puedas continuar con tu rutina diaria.

Realizar cinco comidas al día—distribuidas de la siguiente manera: desayuno, merienda de la mañana, almuerzo, merienda de la tarde y cena—te garantiza un suministro permanente de nutrientes de manera que tu metabolismo va a mantener un ritmo constante, es decir, estará activo durante todo el día asimilando nutrientes y eliminando desechos que no necesita. Por supuesto que dichas comidas deben ser ricas en alimentos naturales y balanceados.

Otro gran beneficio de hacer varias comidas al día es el control del apetito y el manejo de la ansiedad. Comer a menudo es la clave para perder peso de forma satisfactoria; esto te evitará que llegues a la siguiente comida con un hambre voraz e impide que comas cantidades excesivas aumentando tu consumo diario de kilocalorías.

MANTÉN EQUILIBRADOS TUS NIVELES DE AZÚCAR

Ingerir varias comidas al día en porciones moderadas también te ayuda a mantener controlados tus niveles de glucosa en sangre para que el organismo tenga combustible constante para desempeñar sus funciones. Todo se afecta cuando esos niveles suben y bajan abruptamente. A continuación te explico las dos razones principales por las que esto puede ocurrir:

- *Porque transcurre demasiado tiempo entre una comida y otra.* Para satisfacer su necesidad, el cuerpo empieza a enviar señales solicitando más glucosa y rápidamente esas señales se traducen en deseos incontrolables de azúcar, lo que te pone en una posición vulnerable que hará que fácilmente caigas en la tentación y te rindas ante el primer dulce o chocolate que encuentres.

- *Porque consumes una comida copiosa o alta en carbohidratos simples.* Esto produce una gran liberación de glucosa en la sangre que obliga al cuerpo a almacenar rápidamente el exceso en forma de grasa.

Comer frecuentemente y no esquivar comidas evita que estos procesos te impidan o retarden tu objetivo de bajar de peso o reducir tu porcentaje de grasa corporal; además, mantienen equilibrados tus niveles de energía, ponen en acción tu metabolismo y disminuyen tu riesgo de padecer diabetes.

PARA ACTIVAR EL METABOLISMO DEBES DESAYUNAR

Omitir el desayuno antes de un día agitado obliga a tu organismo a funcionar sin combustible. Piénsalo de esta manera: si la última comida que hiciste la noche anterior fue a las siete u ocho de la noche, esto significa que si esperas hasta el mediodía para almorzar, habrán pasado alrededor de dieciséis horas sin que tu cuerpo haya recibido alimento.

Si no desayunas, el metabolismo no se pone en marcha y en cambio sí le creas estrés al organismo porque tiene que forzarse a trabajar y rendir tanto en el aspecto físico como mental sin tener suficiente combustible. El metabolismo de inmediato desacelera su funcionamiento para ahorrar energía en forma de grasa y también inhibe su capacidad para utilizar las kilocalorías que consumes y obtiene la energía inmediata de donde menos quieres que la tome, de tus músculos.

Si comienzas el día sin desayunar incrementas tu riesgo de padecer diabetes, mientras que si tomas un desayuno balanceado en la mañana, puedes mantener estables tanto los niveles de glucosa en sangre como la producción de insulina.

Desayunar es una excelente táctica para estimular tu metabolismo cada mañana y así perder peso. Si te acostumbras a ingerir un desayuno balanceado a base de proteínas, carbohidratos complejos, fruta, lácteos y grasas saludables, no solo vas a mantener un metabolismo dinámico y trabajador, sino que también vas a controlar los ataques de ansiedad por alimentos con azúcar que suelen presentarse en la tarde y noche.

INGIERE PORCIONES MODERADAS

Para activar tu metabolismo no sólo es importante consumir alimentos y productos de calidad ricos en nutrientes, también debes tener muy en cuenta las porciones que ingieres porque aunque son saludables no quiere decir que puedes comerlos en exceso.

Balancear los alimentos en cada comida y controlar las porciones que consumes es fundamental si quieres llevar una dieta equilibrada que repercuta positivamente en tu salud y que vaya en concordancia con la cantidad de kilocalorías que necesitas consumir para bajar de peso, mantenerte o aumentar tu masa muscular con éxito.

Cuando comes, la señal de saciedad tarda entre 15 y 20 minutos en llegar al cerebro. Por esta razón es muy importante masticar bien los alimentos, comer despacio e ingerir porciones moderadas, porque aunque sientas ganas de seguir comiendo después de terminar tu plato, si esperas este corto lapso de tiempo te darás cuenta de que tu cuerpo ya está satisfecho y comprobarás que en muchas oportunidades has comido en exceso sin necesitarlo.

AFÉRRATE AL EJERCICIO FÍSICO

Está claro que el ejercicio físico te ayuda a quemar grasa y a aumentar tu masa muscular, y por consiguiente a activar tu metabolismo. Cuando practicas ejercicio cardiovascular como caminar, trotar, montar bicicleta, aeróbicos, etc., aceleras tu ritmo cardíaco y tu cuerpo utiliza la grasa como energía al instante. Ahora bien, el efecto quema grasa posterior a la actividad aeróbica es relativamente corto. Por lo tanto la práctica del ejercicio cardiovascular debe ser una constante dentro de tus rutinas de entrenamiento para mantener a raya tu porcentaje de grasa corporal y permanecer en tu peso ideal, pero este siempre debe ir alternado o acompañado por rutinas de intervalos de alta y mediana intensidad y entrenamientos de resistencia y fuerza cuya finalidad es tonificar tus músculos y aumentar tu masa muscular.

Cuando realizas rutinas variadas enfocadas en quemar grasa y aumentar masa muscular, vas a crear el escenario perfecto para que tu metabolismo no tenga otra alternativa que estar siempre listo y despierto para responder a tus necesidades y al mismo tiempo cumplir con sus funciones fisiológicas. La combinación de estos entrenamientos es la manera más acertada de lograr una salud cardiovascular de hierro y de formar nuevas fibras musculares para que desarrolles y aumentes la proporción de la masa muscular de tu cuerpo. Recuerda que el músculo quema más kilocalorías que la grasa, por ello si aumentas la cantidad de músculo, te ayudará a estimular tu metabolismo y quemarás más kilocalorías en reposo porque, aun durmiendo, tu metabolismo va a requerir de más energía para alimentar, regenerar y construir nuevas fibras musculares como respuesta a tus entrenamientos.

REFRÉSCATE SIEMPRE CON AGUA

El agua participa en casi todas las funciones del cuerpo humano porque forma una gran parte de la sangre, los huesos y los músculos y compone la mayoría de las células del cuerpo. En la adultez el organismo está compuesto de entre un 50% y un 55% de agua en mujeres y un 60% de agua en hombres. El agua es una gran fuente de salud y de allí la necesidad de abastecer y refrescar continuamente el organismo con esta delicia natural.

Para que te des cuenta de la magnitud de su importancia y su influencia directa en el correcto funcionamiento del cuerpo humano, a continuación te menciono algunas de las funciones en las que participa y que son relevantes en tu lucha diaria para conseguir o preservar tu peso ideal:

- Favorece el gasto metabólico, transporta todos los nutrientes y oxígeno hacia las células del cuerpo y participa en la absorción de los nutrientes.

- Es precursora de un correcto funcionamiento gastrointestinal ya que al mezclarse con la fibra de los alimentos, brinda una mayor sensación de saciedad y fomenta la eliminación y evacuación adecuada de residuos sólidos evitando el estreñimiento.

- Cumple una importante función diurética ya que fomenta el adecuado funcionamiento de los riñones evitando la retención de líquidos.

- Coopera en el funcionamiento de los músculos que están formados con entre un 70% y un 75% de agua; de ahí la importancia de mantener un adecuado balance hídrico para promover no solo su capacidad de contracción sino también potenciar el rendimiento deportivo, aumentar la fuerza e impulsar el progreso físico.

- Desintoxica el organismo de los residuos acumulados filtrándolos en los riñones para ser eliminados a través de la micción.

- Protege y amortigua los órganos vitales, las articulaciones y la columna vertebral.

- Regula la temperatura corporal por medio de la transpiración.

- Participa en el intercambio gaseoso a nivel pulmonar.

- Favorece la salud y la belleza de la piel.

Todas estas funciones influyen directamente en la velocidad de tu metabolismo. Si no consumes dos litros de agua al día, que es lo recomendable en condiciones normales, tu organismo no podrá efectuar estas importantes acciones a cabalidad y se tardará más tiempo para ejecutarlas provocando una desaceleración en el ritmo de tu metabolismo. El agua es vida y energía; adopta el buen hábito de beber agua a lo largo del día para que tu metabolismo esté surtido constantemente de este importante elemento.

METABOLISMO DE CONEJO (RÁPIDO)

El equilibrio es la clave fundamental para mantener una salud de hierro por largo tiempo disfrutando de un peso saludable y una buena calidad de vida. El mismo principio aplica para el metabolismo: si funciona lentamente es recomendable que lo aceleres para que alcance el funcionamiento normal y si funciona rápidamente, lo recomendable es que tomes las medidas pertinentes para regular su funcionamiento.

Se considera que una persona tiene metabolismo rápido cuando su cuerpo quema con facilidad toda la energía que ingiere. Una persona con el metabolismo rápido puede comer más que cualquier otra persona y aun así no gana peso. Esto se debe a que su metabolismo asimila y digiere rápidamente los alimentos que consume y por ende no acumula grasa como energía.

Seguramente estás pensando que este tipo de persona vive en el paraíso pero la realidad es que no es así. Tanto sufren las personas con sobrepeso u obesidad por bajar de peso como las delgadas que no logran llegar a su peso ideal, porque aumentar la masa corporal y desarrollar un cuerpo vigoroso y fuerte puede ser una cuesta mucho más difícil de escalar que la que tienen las personas con metabolismo lento.

Así como los conejos caminan velozmente y se tardan muy poco tiempo para desplazarse de un lugar a otro, una persona con este tipo de metabolismo digiere y absorbe los alimentos rápidamente, por lo tanto no le queda energía extra para acumularla como depósitos de grasa.

Síntomas de un metabolismo rápido:
• Pérdida de peso inexplicable.
• Dificultad para ganar peso.
• Cambios emocionales.
• Sensación de calor.

- Transpiración excesiva y sed constante.
- Frecuencia cardíaca acelerada.
- Aumento del apetito.
- Desarreglos en el ciclo mensual.
- Infertilidad.

Las causas de un metabolismo rápido son variadas, aquí algunas de ellas:

- Enfermedades hormonales como hipertiroidismo: La glándula tiroides controla el ritmo de todos los procesos en el cuerpo, lo que en conjunto se denomina como metabolismo. Si existe demasiada hormona tiroidea, todas las funciones del cuerpo tienden a acelerarse. Como consecuencia la persona pierde peso con facilidad y se le dificulta ganar masa muscular.
- Estrés excesivo y nerviosismo.
- Práctica de deportes de alto rendimiento, por ejemplo, el caso de los maratonistas.
- Alteraciones hormonales asociadas a las etapas de crecimiento (infancia, adolescencia y juventud).

Este último punto fue el que experimenté en mis primeras etapas de vida. Siempre fui una niña delgada y cuando llegué a la adolescencia mi metabolismo funcionaba demasiado rápido al punto de que mi delgadez empezó a crearme inseguridades, las cuales me llevaron a tomar las medidas necesarias para embarnecer mi cuerpo y desarrollar mi masa muscular. Cuando eres joven, delgado y tu metabolismo trabaja a millón no tienes otra alternativa que tratar de cambiar este ritmo fisiológico y desarrollar todos los grupos musculares de tu cuerpo con la ayuda de una correcta alimentación, la práctica de una rutina de ejercicios bien diseñada y el cumplimiento de los descansos apropiados.

Y así empecé mi proceso con la ayuda de profesionales en nutrición y dietética, especialistas en medicina deportiva y expertos en entrenamiento físico que poco a poco me fueron guiando por el sendero que me llevaría a lograr con éxito mi objetivo final. No fue un camino fácil, ni fue rápido; requirió de mucha paciencia de mi parte, de altas dosis de disciplina para seguir entrenando cada vez con más intensidad y de una firme seguridad en mí misma porque yo estaba decidida a lograr un cuerpo esbelto y tonificado sin importar la cuota de esfuerzo y sacrificio que esto me pudiera costar.

El haberlo logrado desde una edad temprana ha traído consigo muchos beneficios para mi vida. Finalicé mi etapa de crecimiento con un aprendizaje valiosísimo que creó en mí hábitos de vida saludables, una disciplina férrea y un poder de determinación muy fuerte para lograr todos los propósitos que he emprendido en mi vida. Adicionalmente me terminé de formar con bases muy sólidas sobre lo que debía conformar un plan alimenticio saludable para preservar la meta lograda; fortalecí mi cuerpo adquiriendo una capacidad física avanzada y aprendí a regular el funcionamiento de mi metabolismo para conservar la figura que tanto esfuerzo y sudor me había costado conseguir. Hasta el día de hoy permanezco en el mismo peso y he logrado manejar con éxito la proporción de músculo y grasa de mi cuerpo con un peso saludable y con la misma energía y emoción del primer día.

Si tu metabolismo es acelerado y por más que lo intentas no logras cambiar el número de la báscula a tu favor, llénate de valor y determinación para empezar un proyecto fabuloso en el que cada paso fortalecerá progresivamente tu cuerpo y te hará sentir orgulloso de lograr tus metas con dedicación y trabajo duro. Precisamente para ayudarte en este laborioso camino presta mucha atención a los siguientes consejos que te voy a compartir basados no solo en los estudios que he realizado al respecto sino también en mi experiencia personal.

EQUILIBRA TU PLAN ALIMENTICIO Y BAÑA TU CUERPO DE NUTRIENTES

Si tienes un metabolismo de conejo y todo lo que consumes lo metabolizas de prisa, no quiere decir que puedes comer todo tipo de alimentos sin importar la calidad. Por el contrario, para lograr tu meta de ganar peso basado en aumento de masa muscular, tu organismo debe contar con el suministro permanente de todos los macronutrientes y micronutrientes en porciones más abundantes sin que esto signifique saturar tu cuerpo.

En todos los casos es fundamental seguir un plan alimenticio saludable y balanceado pero en este caso en particular, se hace aún más necesario si tienes en cuenta que debes actuar contra la corriente natural de tu metabolismo. Es decir, él no funciona a este ritmo como respuesta a tu estilo de vida sino que su comportamiento obedece principalmente a factores fisiológicos, lo cual lo convierte en un desafío mayor y en un proceso lento.

Para ganar masa muscular necesitas seguir una dieta hipercalórica o sea comer más kilocalorías de las que quemas en tu rutina diaria y práctica deportiva; este excedente te inyectará energía para realizar tus entrenamientos con más fuerza y vigor y al mismo tiempo fomentará el crecimiento de nuevas fibras musculares. Realizar entre seis y siete comidas bien balanceadas a lo largo del día abastecerá tu organismo de los nutrientes necesarios para estimular el crecimiento muscular.

Tu alimentación debe estar integrada por varios nutrientes protagónicos:

- **Las proteínas** de alto valor biológico de origen animal como huevos, pollo, pavo, pescado, mariscos, carnes, productos lácteos bajos en grasa, algas marinas y proteínas vegetales que te ayudarán a estimular la función anabólica muscular, es decir, las proteínas forman parte estructural de los músculos, y como consecuencia son el alimento que favorecerá su fortalecimiento, regeneración y crecimiento.
- No debes dejar de lado **los carbohidratos**, los cuales cumplen una importantísima función energética; con esto quiero que entiendas que si sólo potencias las proteínas y eres indiferente ante la importancia de los hidratos de carbono, tus músculos

no dispondrán de las reservas de glucógeno muscular necesarias y terminarán en un proceso de catabolismo proteíco obteniendo la energía de la masa muscular existente. Por supuesto debes elegir carbohidratos complejos y de buena calidad: legumbres, quínoa, avena, amaranto, granos enteros, arroz integral, papa dulce, maíz, cereales integrales, entre otros.

• **Las grasas** también deben ser una parte importante de tu alimentación si quieres ganar músculo porque la ingesta de ácidos grasos esenciales es indispensable para la síntesis de importantes hormonas que participan en el crecimiento muscular. Eso sí, debes darle prioridad a las grasas saludables. Este importante macronutriente contiene más kilocalorías por gramo que las proteínas y los carbohidratos, por ello es una gran fuente de energía para tu organismo, principalmente si consumes grasas insaturadas que encuentras en los pescados azules, semillas, aceite de oliva, aceites vegetales, frutos secos, y los aguacates, entre otros.

• Es necesario también un adecuado consumo de **frutas, vegetales, legumbres, fibra** y **agua** para que tu alimentación tenga el equilibrio perfecto.

AUMENTA DE PESO SALUDABLEMENTE CON EL EJERCICIO ADECUADO

La estrategia de aumentar tu ingesta calórica debe ir unida a una práctica deportiva ajustada a tus necesidades para que en conjunto logres tu objetivo de aumentar de peso saludablemente, o sea, incrementando tu masa muscular y manteniendo bajo tu porcentaje de grasa corporal.

Para tal efecto debes entrenar entre cuatro y cinco veces por semana dejando descansar los músculos trabajados dos días antes de practicar el siguiente entrenamiento de esos mismos músculos, y combinar diferentes tipos de entrenamiento para que en conjunto te brinden excelentes resultados.

- Realiza ejercicios de fuerza para entrenar los diferentes grupos musculares con pesas, máquinas, barras, discos, bolas medicinales, *kettlebells*, etc.; es decir, con instrumentos que te permitan utilizar diferentes pesos para incrementar paulatinamente la carga y aumentar la fuerza. Para fomentar la hipertrofia debes prestarle mucha atención al tiempo y a la velocidad con que realizas cada repetición. No se trata de hacer muchas repeticiones, sino de ejecutarlas de una manera controlada tanto en el momento de la contracción como de la relajación. Debes ser muy cuidadoso con la técnica de cada ejercicio para que puedas manejar pesos significativos sin lesionarte.

- Otra forma estupenda para lograr un aumento muscular saludable es realizar los ejercicios en series piramidales ascendentes y descendentes que lo que buscan es llevar el músculo al límite para estimular su recuperación y crecimiento durante el tiempo de descanso. Debes comenzar con un peso liviano y en cada serie debes aumentar el peso paulatinamente hasta llegar al peso máximo que puedas aguantar. Luego debes iniciar el proceso contrario de ir disminuyendo el peso de cada serie hasta llegar al peso mínimo con el que empezaste.

- También te recomiendo realizar ejercicios compuestos, que son los movimientos en los que se utilizan varias articulaciones al mismo tiempo y por ende se trabajan varios músculos o grupos musculares a la vez. Entre sus beneficios más relevantes está su gran contribución para ganar fuerza muscular y obtener un entrenamiento completo del cuerpo en menor tiempo.

- Realiza ejercicio aeróbico moderado para que mantengas un porcentaje de grasa corporal bajo y cuides tu salud cardiovascular. También te ayudará a mejorar tu capacidad cardiorrespiratoria y potenciar tu estado físico de manera que puedas responder con vigor a las exigencias de tus entrenamientos.

Quiero aclarar que las mujeres no pueden desarrollar una masa muscular tan grande como los hombres y esto se debe a sus predisposiciones genéticas como tener una menor cantidad de testosterona y un mayor porcentaje de grasa corporal. Así que cuando hablo de aumentar masa muscular, no se asusten; me refiero a desarrollar un volumen moderado con músculos tonificados, definidos y femeninos.

EL PODER DEL DESCANSO

Descansar lo suficiente es muy importante para aumentar de peso saludablemente porque durante las horas de sueño es precisamente cuando el organismo se ocupa mayormente de reparar el tejido muscular. Durante el entrenamiento se produce una especie de rompimiento de las fibras musculares ocasionadas por la sobrecarga a la que expusiste a tus músculos, las cuales se reparan mayormente durante las siete u ocho horas diarias de descanso que tu cuerpo necesita. En caso de que las horas de descanso sean insuficientes, dichas roturas del tejido muscular no alcanzarán a repararse en su totalidad, por lo tanto cuando ejecutes la siguiente rutina de entrenamiento hará que empeoren, inhibiendo el aumento de la masa muscular.

La falta de sueño puede afectar el proceso de regeneración de los tejidos que trabajaste durante el entrenamiento alargando el tiempo necesario para una recuperación total. Esto puede hacer que entrenes nuevamente antes de haberte recuperado, o que tengas que esperar más días para volver a entrenar un mismo grupo muscular.

Por otra parte, para que exista un balance hormonal que favorezca el crecimiento de tus músculos debes dormir adecuadamente, es decir, lograr un sueño profundo en el que tu cuerpo descanse plácidamente.

METABOLISMO NORMAL

Tener un metabolismo normal quiere decir que hay un acertado balance entre las kilocalorías que la persona ingiere y las que quema a lo largo del día incluyendo las que utiliza para realizar su actividad física diaria. Quiere decir que existe un equilibrio en sus hábitos de vida y por tanto el individuo logra mantener su peso ideal sin tener factores en contra. Sin embargo, para prolongar este adecuado funcionamiento del metabolismo a lo largo de los años, deben alimentarse saludablemente, diversificar su plan alimenticio para obtener los beneficios de todos los grupos alimenticios y comer cinco veces al día porciones moderadas para mantener el balance energético. Por supuesto deben complementar su plan alimenticio con ejercicio físico regular con el fin de mantener o incrementar la proporción de masa muscular y controlar el porcentaje de grasa corporal. Es decir, deben enriquecer sus rutinas tanto con las técnicas para acelerar el metabolismo y generar una quema de grasa constante, como con las rutinas sugeridas para el crecimiento muscular.

Si tienes este tipo de metabolismo puedes beneficiarte tanto de las recomendaciones de ejercicio para personas con metabolismo lento como rápido porque en tu caso combinar las dos estrategias te ayudará a permanecer saludable y esbelto por largo tiempo.

Calcula tu mínima cantidad de kilocalorías diarias

Ahora que ya tienes toda esta información y reconoces el tipo de metabolismo que tienes, es importante que conozcas cuál es tu tasa metabólica basal que, en otras palabras, significa la cantidad mínima de kilocalorías que tu cuerpo necesita para estar vivo, en reposo y a temperatura ambiente. Este dato es muy importante porque es la base para determinar tu plan de acción. Si no conoces cuántas kilocalorías necesita tu cuerpo para subsistir, es muy posible que al final de tu jornada te estés quedando corto en tu ingesta calórica o también cabe la posibilidad de que estés comiendo en exceso y por ello no ves resultados.

Ten en cuenta que la cantidad de energía que ingieres diariamente a través de los alimentos siempre debe cubrir las necesidades de tu metabolismo basal, o sea, si consumes menos kilocalorías de las que necesita tu cuerpo para subsistir puedes provocar un desajuste generalizado en tu organismo que es perjudicial para tu salud, y no conseguirás los resultados que esperas porque tu cuerpo presentará carencias que impedirán su correcto funcionamiento.

Para calcular tus necesidades energéticas mínimas te presento la fórmula recomendada por la FAO (Organización de las Naciones Unidas para la Agricultura y la Alimentación, por sus siglas en inglés), la OMS (Organización Mundial de la Salud) y la UNU (Universidad de las Naciones Unidas). En 2004 estos importantes organismos mundiales establecieron estas ecuaciones para determinar las kilocalorías diarias mínimas de una persona utilizando el peso total del individuo en kilogramos y diferenciando cada fórmula de acuerdo al sexo y rango de edad.

MÉTODO PARA CALCULAR LA TASA METABÓLICA BASAL FAO, OMS, UNU			
HOMBRES		MUJERES	
EDAD/AÑOS	KCAL/DÍA	EDAD/AÑOS	KCAL/DÍA
0-3	TMB = (60,9 × Peso Kg) - 54	0-3	TMB = (61 × Peso Kg) - 51
4-10	TMB = (22,7 × Peso Kg) + 495	4-10	TMB = (22,5 × Peso Kg) + 499
11-18	TMB = (17,5 × Peso Kg) + 651	11-18	TMB = (12,2 × Peso Kg) + 746
19-30	TMB = (15,3 × Peso Kg) + 679	19-30	TMB = (14,7 × Peso Kg) + 496
31-60	TMB = (11,6 × Peso Kg) + 879	31-60	TMB = (8,7 × Peso Kg) + 829
Más de 60	TMB = (13,5 × Peso Kg) + 487	Más de 60	TMB = (10,5 × Peso Kg) + 596

Si solo conoces tu peso en libras, debes hacer la conversión de libras a kilogramos para realizar este cálculo.

Si ves muchos números y estás confundido, tranquilo, que es más fácil de lo que parece. Primero debes elegir en la tabla tu sexo ya sea hombre o mujer; el siguiente paso es seleccionar el rango de edad en el que te encuentras, de esta manera tendrás ubicada la ecuación que debes aplicar a tu caso en particular. Voy a ejemplificarlo con los siguientes casos hipotéticos:

- Una mujer de 40 años con un peso de 65 kilogramos (144,5 libras). Esta sería la ecuación correspondiente a su caso:

Tasa Metabólica Basal (TMB) = (8,7 × 65 kg) + 829 = 1.394 Kilocalorías

- Un hombre de 28 años con un peso de 75 kilogramos (166,6 libras). Esta sería la ecuación correspondiente a su caso:

Tasa Metabólica Basal (TMB) = (15,3 × 75 kg) + 679 = 1.826 Kilocalorías

Como puedes darte cuenta es una ecuación muy sencilla y el resultado una cifra muy valiosa que debes atesorar. Guarda este dato porque más adelante lo vas a necesitar para calcular las kilocalorías totales diarias que debes ingerir para lograr la transformación que tanto deseas.

LA VERDAD SOBRE LAS KILOCALORÍAS

El término *kilocaloría* es familiar para muchas personas que incluso lo utilizan con propiedad sin conocer a fondo su significado y mucho menos las múltiples funciones que cumple en el organismo.

La palabra *kilocaloría* viene de la palabra *calor*; esto significa que una kilocaloría equivale a la cantidad de energía necesaria para aumentar la temperatura del agua en un grado centígrado. La medida oficial de la energía son las kilocalorías (kcal) que se utilizan para establecer la cantidad de energía que aportan los alimentos al organismo o la cantidad de energía que gasta el cuerpo en una actividad determinada.

¿Cómo obtenemos entonces dicha energía? La adquirimos de los alimentos que consumimos diariamente; de allí la importancia de un régimen alimenticio saludable, natural y balanceado. Los nutrientes que ingerimos a diario a través de la alimentación son los encargados de aportarle al cuerpo el combustible necesario para cumplir a cabalidad sus funciones vitales y desempeñar adecuadamente todas las actividades que realice la persona.

Para seguir un plan alimenticio que satisfaga tus necesidades calóricas de acuerdo a tu actividad diaria y a la meta que quieres alcanzar, es muy importante que sepas que no todos los macronutrientes te aportan la misma cantidad de kilocalorías aunque todos son indispensables para disfrutar de una salud de hierro y conseguir un cuerpo en forma. Cada grupo alimenticio te aporta energía de la siguiente manera:

- *Las proteínas:*   4 kilocalorías por gramo
- *Los hidratos de carbono:*   4 kilocalorías por gramo
- *Las grasas:*   9 kilocalorías por gramo

Existen otros nutrientes que no aportan kilocalorías pero aun así son muy importantes para gozar de una buena salud como son las vitaminas, los minerales, los antioxidantes, la fibra y el agua.

Una vez que consumimos un alimento con determinada cantidad de kilocalorías éstas se metabolizan y se distribuyen por todo el organismo para cumplir con las diferentes funciones vitales. Entre ellas está servir como fuente de energía, regenerar y nutrir los músculos y ayudar al correcto funcionamiento de los órganos. Entonces para crear un balance energético y lograr tu meta física debes tener en cuenta dos variables:

- Las kilocalorías que ingieres diariamente.
- Las kilocalorías que quemas durante tu jornada diaria y en tu rutina de ejercicio.

Ahora bien si tu meta es:
- *Perder peso:* debes ingerir menos kilocalorías de las que quemas diariamente.

- *Mantener tu peso:* debes ingerir las mismas kilocalorías que quemas diariamente.
- *Ganar masa muscular:* debes ingerir más kilocalorías de las que quemas diariamente.

Si te estás preguntando, ¿cómo puedo saber entonces cuántas kilocalorías debo consumir para bajar de peso o cuántas kilocalorías debo ingerir si deseo aumentar mi masa muscular?, pon mucha atención a las siguientes directrices. El primer paso es repasar con detenimiento los resultados de cada una de las herramientas que te di en el capítulo de la autoevaluación; con la información completa de tu estado actual podrás identificar cuál es la meta que debes buscar para alcanzar tu peso ideal. El siguiente paso es ir directamente al capítulo de esa meta; allí te enseñaré a calcular las kilocalorías que necesitas ingerir diariamente con base en tu rutina y actividad física. Así que si tu objetivo es bajar de peso, mantenerte en el peso ideal o aumentar tu masa muscular, prepárate porque en tu capítulo te daré todos los fundamentos tanto nutricionales como de ejercicio para que logres la figura que siempre has soñado con bases firmes y duraderas.

KILOCALORÍAS VACÍAS

El término *kilocalorías vacías* se refiere a los alimentos que le aportan al organismo una gran cantidad de energía mientras que su aporte de nutrientes es muy escaso o nulo. La ecuación es muy sencilla: kilocalorías vacías = alto número de kilocalorías con un bajo porcentaje de nutrientes. Por consiguiente, debes moderar su consumo al máximo si tu intención es bajar de peso o mantener tu porcentaje de grasa corporal en sus niveles saludables. Además, si deseas cuidar de tu salud y evitar el sobrepeso y la obesidad en el futuro, estos alimentos debes evitarlos al máximo.

Se asocian en especial las kilocalorías vacías con las bebidas alcohólicas y ciertos productos industriales elaborados con una elevadísima cantidad de azúcar, grasa o de hidratos de carbono o peor aún con la suma de todos. También debes tener cuidado con los productos bajos en azúcar porque estos suelen tener grandes concentraciones de sodio y en su gran mayoría contienen altas cantidades de conservantes, colorantes y otros aditivos.

Algunos de los alimentos con kilocalorías vacías son:

- *Las bebidas azucaradas:* Se consideran en este grupo todas aquellas bebidas con azúcares añadidos o endulzantes artificiales. Las bebidas azucaradas incluyen los refrescos, las bebidas deportivas, los zumos de frutas embotellados, tés y cafés endulzados con azúcar, entre otros. Ten presente que una lata de cola contiene alrededor de diez cucharadas de azúcar, algo realmente excesivo y por tanto muy perjudicial para la salud. Desafortunadamente son productos de alto consumo por la población en general incluyendo los niños, sin tener en cuenta que son numerosos los peligros que pueden ocasionar a la salud si no se modera su consumo.

  El consumo habitual de estas bebidas aumenta el riesgo de sufrir diabetes a corto y mediano plazo; provoca que el metabolismo se vuelva más lento por la gran cantidad de azúcar que contienen, lo que ocasiona que el metabolismo se altere y se vuelva menos eficiente a la hora de quemar la grasa acumulada, y también tienen una gran cuota de responsabilidad en el aumento de peso progresivo, en el sobrepeso y en la obesidad de muchos niños y adultos.

- *Golosinas, helados, pastelería, panadería y repostería industrial:* Estos alimentos no solo están llenos de azúcar, también contienen carbohidratos simples y grasas saturadas convirtiéndolos en productos hipercalóricos que disparan los niveles de glucosa en sangre, despertando el deseo de consumirlos constantemente; por ello debes ingerirlos con moderación.

- *Cereales azucarados:* Muchas personas tienen la convicción de que desayunar cereal es un hábito saludable pero esta es una verdad a medias. La mayoría de los cereales que encuentras en el mercado tienen exceso de azúcares y están elaborados a base de carbohidratos refinados. Debes ser muy cuidadoso a la hora de elegir el cereal para ti y tu familia porque debe ser bajo en azúcar y a base de carbohidratos integrales y fibra.

- *Salsas:* Las salsas preparadas que venden en el supermercado contienen altas concentraciones de grasa, sodio y azúcares. Si eres un consumidor habitual de este tipo de producto ten mucho cuidado porque pueden incrementar tu ingesta calórica de manera sustancial siendo un factor de riesgo para tu salud y para tus metas físicas.

- *Las bebidas alcohólicas:* Las kilocalorías del alcohol son prácticamente equivalentes a las que contienen las grasas: un solo gramo de alcohol te aporta 7 kilocalorías mientras que las grasas aportan 9 kilocalorías; es decir, son bebidas altamente calóricas si tienes en cuenta que en una noche de celebración puedes consumir varias copas desbordando tu ingesta calórica que posteriormente se reflejará en depósitos de grasa difíciles de eliminar. Las kilocalorías vacías tienen la particularidad de frenar la pérdida de peso y de transformarse rápidamente en grasa, lo que las hace fuertes adversarias de una vida saludable teniendo en cuenta que cada día que las consumas es un retroceso en la meta que te has propuesto de ponerte en forma.

Fundamentos y principios de mi plan alimenticio

Siempre he sido una fiel creyente de que la alimentación determina la salud y la rozagancia de una persona, por supuesto acompañada de hábitos de vida saludables que son el complemento perfecto de un estilo de vida sano como por ejemplo: practicar ejercicio físico, dormir bien y tener una actitud positiva frente a la vida. Esto me ha llevado a ser cada vez más selectiva y cuidadosa a la hora de escoger los alimentos que conforman mi regimen alimenticio y el modelo de alimentación que comparto aquí contigo y que te recomiendo con entusiasmo.

Para tener una salud a toda prueba y mantener una figura sana con una proporción adecuada de masa muscular y grasa corporal, debes consumir una gran variedad de alimentos naturales en las porciones adecuadas. El plan alimenticio que ha sido parte de mi vida y que ahora te comparto es una amalgama de alimentos naturales en los que cada uno ejerce una función específica y muy valiosa para dar paso a una salud vigorosa. Además, es la fuente que abastece tu cuerpo con todos los insumos que precisa para que en alianza con una adecuada rutina de ejercicio físico obtengas resultados fabulosos.

Estos son los grupos alimenticios y nutrientes que formarán

parte de tu plan alimenticio. Considéralos tus aliados en este nuevo camino que emprendes y entiende su función para que cada vez que vayas al supermercado los elijas con conocimiento y con el cariño que se le debe tener a un buen compañero de equipo.

LAS PROTEÍNAS

Las proteínas son macronutrientes compuestos por cadenas de aminoácidos. Son indispensables para el correcto funcionamiento del cuerpo humano porque son el elemento básico de construcción de los tejidos y células que lo conforman y además, regulan numerosas funciones vitales. Dicho en otras palabras, las proteínas son como los ladrillos del organismo porque son fundamentales para el crecimiento, desarrollo y renovación de los tejidos, y constituyen una fuente de energía necesaria para el mantenimiento de la vida.

Lo anterior te demuestra por qué las proteínas son tan importantes dentro de tu plan alimenticio, independiente de la meta que desees alcanzar. Muchas personas asocian las proteínas solo con planes para aumentar la masa muscular pero esto no es del todo cierto, porque en un plan de adelgazamiento saludable y balanceado, las proteínas también ejercen una función valiosísima para ayudar a reducir el porcentaje de grasa corporal, lo que ratifica la importancia de seguir una alimentación equilibrada en la que todos los macronutrientes sean considerados protagónicos.

Las proteínas cumplen diversas funciones en el organismo. Aquí te menciono principalmente las que están relacionadas con el manejo de tu peso corporal:

- **Función estructural:** Las proteínas están presentes en todas las células y tejidos y conforman los principales componentes estructurales del cuerpo. Son indispensables para el crecimiento y el desarrollo corporal porque son los principales elementos que conforman: los músculos, los huesos, los tendones, los ligamentos, los cartílagos, la piel, el cabello, las uñas, entre otros.

En este aspecto es importante anotar que la reparación o crecimiento de los tejidos solo se puede realizar adecuadamente cuando la ingesta de proteína es suministrada a lo largo del día y distribuida en las porciones indicadas en cada una de tus comidas. Si esto no ocurre, no verás resultados si quieres reducir tu porcentaje de grasa corporal o ver progreso en tu crecimiento muscular.

- **Función hormonal:** La mayoría de las hormonas están formadas por proteínas, o sea son constituyentes esenciales de ciertas hormonas como la insulina que regula el metabolismo de la glucosa; las hormonas tiroideas que regulan el metabolismo corporal; las hormonas sexuales; la hormona del crecimiento; el glucagón que interviene en el metabolismo de las proteínas, los carbohidratos y las grasas; entre otras.

- **Función de reserva:** Las proteínas que ingieres a través de la dieta son empleadas por el organismo principalmente para ejecutar funciones que nos permiten estar vivos y son utilizadas para crear o constituir los tejidos que le permiten al organismo funcionar correctamente. Si bien aportan 4 kilocalorías por gramo de proteína ingerida, su función principal no es energética, es decir, son necesarias e imprescindibles para tener un cuerpo fuerte en el que todos los sistemas funcionan favorablemente en pro de la salud.

Sin embargo el organismo es muy sabio y siempre está alerta para satisfacer tus necesidades en todos los sentidos, así que si no consumes suficientes carbohidratos y grasas en tu dieta, el cuerpo utiliza la proteína como fuente de energía. Como resultado tendrás menos proteína disponible para el crecimiento muscular ya que al no tener los suficientes insumos para regenerar y formar nuevas fibras musculares no incrementará tampoco tu metabolismo basal y por ende no verás una reducción de peso ni de grasa corporal. Tu cuerpo tampoco podrá efectuar la correcta renovación celular y se quedará corto para desarrollar un sinnúmero de funciones metabólicas. Ahora bien, si una ingesta insuficiente de proteínas puede arruinar tu sueño de lograr tu peso ideal, una ingesta excesiva de ellas también puede ser un gran obstáculo ya que el cuerpo las puede reservar como grasa y puedes provocar no solo una recarga en el funcionamiento de los riñones sino también un aumento de toxinas nitrogenadas en el organismo.

- **Función digestiva:** Las enzimas son proteínas que participan activamente en varias funciones importantes del organismo acelerando y desarrollando de manera eficaz procesos metabólicos como la digestión y absorción de los nutrientes obtenidos a través de la dieta. Es así como las enzimas digestivas descomponen las proteínas en aminoácidos, los hidratos de carbono en glucosa y las grasas en ácidos grasos; es decir, convierten unidades complejas en sustancias perfectamente asimilables por el organismo.

Las proteínas del cuerpo están en un continuo proceso de renovación. Las que ingieres diariamente a través de la dieta se descomponen en aminoácidos a través de la digestión; de esta manera pueden ser absorbidos por el organismo o pueden ser aprovechados para formar otras proteínas con funciones muy específicas según las necesidades del organismo. De acuerdo a su forma de obtención se clasifican en:

✓ **Aminoácidos esenciales:** Son aminoácidos que el organismo no puede sintetizar por sí mismo; por este motivo es fundamental que consumas proteínas de alto valor biológico en tu alimentación diaria para que le garantices al cuerpo un suministro permanente. Los aminoácidos esenciales son nueve: la leucina, la isoleucina, la valina, el triptófano, la fenilalanina, la metionina, la treonina, la lisina y la histidina.

✓ **Aminoácidos no esenciales:** Son aminoácidos que no tienen que ser ingeridos a través de la dieta porque el organismo tiene la propiedad de sintetizarlos a partir de otras sustancias. Son la alanina, la asparagina, el aspartato, la cisteína, la glicina, el glutamato, la glutamina, la hidroxilisina, la hidroxiprolina, la prolina, la serina, la tirosina, entre otros.

Para garantizar el consumo diario de todos los aminoácidos esenciales debes incluir no solo proteínas de origen animal que son consideradas proteínas completas o de alto valor biológico sino también proteínas vegetales. A continuación te enumero la lista de las proteínas más recomendables en un plan alimenticio saludable:

- huevos
- huevos de codorniz
- leche
- queso
- yogurt
- requesón
- kéfir
- pavo
- pollo
- carne de res magra
- hígado
- pescados azules (salmón, atún, caballa, anguila, sardinas, entre otros)
- corvina
- pargo rojo
- trucha
- róbalo
- bacalao
- mero
- lenguado

- mariscos (camarón, pulpo, calamar, almejas, vieiras, langosta, langostino, cangrejo, mejillones, entre otros)
- algas marinas
- soja
- tofu
- *edamame*
- lentejas
- garbanzos
- frijoles
- judías
- frutos secos
- avena
- gelatina

El Consejo de Alimentación y Nutrición de EE.UU. recomienda que las proteínas constituyan entre el 10% y el 35% de la alimentación diaria, siendo, en mi concepto, el 30% el valor ideal. Sin embargo estos requerimientos puedes ajustarlos a medida que incrementas tu ejercicio físico y aumentas la proporción de masa muscular en tu cuerpo. También debo aclarar que estas proteínas deben ser ingeridas sin grasa y sus preparaciones deben ser a base de alimentos y especias naturales como las que encontrarás en mi recetario.

Para calcular tus requerimientos de proteína diaria de acuerdo al tipo de actividad que realizas, te recomiendo la siguiente tabla de referencia que te ayudará a ubicar tu situación específica.

TIPO DE ACTIVIDAD	CANTIDAD DIARIA DE PROTEÍNA RECOMENDADA
Promedio de la población/ sedentarios	0,8-1 g por kg de peso/día
Deportes de resistencia de larga duración para estimular la pérdida de peso y grasa corporal	1,2-1,5 g por kg de peso/día
Deportes de fuerza para aumentar masa muscular	1,5-2 g por kg de peso/día

El siguiente paso es multiplicar tu peso por el valor de referencia que corresponde al tipo de actividad que realizas regularmente. Por ejemplo:

Una persona que pesa 65 kilogramos y que desea perder peso y rebajar su porcentaje de grasa corporal ejercitándose con rutinas de intervalos y ejercicio cardiovascular debe consumir:

65 kg × 1,2 = 78 g de proteína diaria

Los 78 g de proteína que requiere esta persona los debe distribuir a lo largo de su jornada para que le proporcione alimento permanente a los músculos y su metabolismo se mantenga en acción. Estos son algunos contenidos de proteína por 100 g de alimento para que te hagas una idea de cómo distribuirlas en cada una de tus comidas y entiendas esta información cuando llegues al menú que te recomiendo en mi método:

Datos aproximados:

100 g de claras de huevo (3-4 claras de huevo) te aportan	11 g de proteína
100 g de pollo te aportan	25 g de proteína
100 g de salmón te aportan	20 g de proteína
100 g de atún fresco te aportan	23,3 g de proteína
100 g de garbanzos te aportan	20 g de proteína
100 g de soja te aportan	34 g de proteína
100 g de almendras te aportan	19 g de proteína

Las proteínas son un macronutriente esencial para mantener todas las funciones del organismo en orden y por tanto deben formar parte de tu alimentación en las proporciones adecuadas tanto en un plan de adelgazamiento como en un programa enfocado en tonificar o aumentar la masa magra. Además, es importante destacar que las proteínas son los alimentos que más sensación de saciedad te provocan porque su digestión requiere de un proceso complejo y lento lo que prolonga el efecto de satisfacción y mantiene controlado el apetito.

Como puedes darte cuenta, este importante macronutriente cumple funciones esenciales y es un personaje protagónico de mi plan alimenticio; sin embargo, como en cualquier película de cine, el protagonista para lucirse y dar pie a una película reconocida y galardonada debe estar acompañado de otros grandes actores que engrandezcan la historia. Pues bien, en mi plan alimenticio existen otros grandes personajes como son los carbohidratos, que serán los encargados de proporcionarte la energía que necesitas para que logres tu cuerpo soñado.

LOS GLÚCIDOS O HIDRATOS DE CARBONO

Está claro que cuando hablamos de nutrición, todos los macronutrientes son indispensables y cumplen papeles muy importantes dentro de un plan alimenticio saludable y balanceado. Los glúcidos o carbohidratos podría decir que son ese personaje dinámico y audaz que le da vida a una cinta, al ser los encargados de inyectarte la energía que necesitas para cumplir con tus obligaciones diarias y responder con vigor a las rutinas de entrenamiento más exigentes.

Los carbohidratos, también llamados glúcidos, hidratos de carbono o azúcares, se encuentran principalmente en alimentos de origen vegetal y en la leche; son los compuestos orgánicos más abundantes de la tierra y a su vez los más diversos y sirven como fuente de energía para todas las actividades celulares vitales.

Una manera muy eficiente de identificar cuáles carbohidratos son los más adecuados para incluir en tu dieta, es por medio del índice glucémico (IG) que mide la cantidad y la rapidez con la que un carbohidrato aumenta la glucosa (el azúcar) en la sangre (la glucemia). De esta manera los alimentos con un índice glucémico alto incrementan de forma rápida los niveles de azúcar en la sangre y, por el contrario, los alimentos de índice glucémico bajo aumentan la glucemia lenta y gradualmente, ayudándote a mantener estables tus niveles de energía y a controlar tus niveles de ansiedad y apetito.

Cuando ingieres un carbohidrato, el organismo segrega la hormona insulina para metabolizar la glucosa y favorecer el suministro de esta a las células. Ahora bien, las células necesitan cierta cantidad de glucosa para utilizarla como energía de acuerdo a sus necesidades y a la actividad física que realizas; el desbalance ocurre cuando consumes carbohidratos refinados principalmente y en porciones desmedidas porque el exceso de glucosa se transforma y almacena en depósitos de grasa. Con esto quiero que entiendas la importancia de que los carbohidratos que decidas poner en tu plato pertenezcan al grupo de alimentos que liberan la glucosa lentamente (IG bajo) y de manera gradual y en porciones moderadas para evitar un aumento en tu peso corporal y prevenir el sobrepeso.

El valor que refleja el aumento de la glucosa en sangre después de ingerir un alimento depende del tipo de hidrato de carbono que consumas, y la velocidad con que se efectúa dicho proceso depende también de la facilidad del organismo para metabolizarlo y pasarlo posteriormente al torrente sanguíneo. Estos son alimentos que poseen un IG bajo (55 o menos):

La mayoría de las frutas y verduras, legumbres, cereales integrales, pasta integral al dente, productos lácteos bajos en grasa, semillas y los frutos secos. Aquí algunos ejemplos:

Aceite de oliva	0
Canela	5
Orégano	5
Acelgas	15
Champiñones	15
Espinacas	15
Almendras	15
Pistachos	15
Berenjena	20
Semillas de calabaza	25
Fresas	25
Leche de soja	30
Tomates	30
Quínoa	35
Pomegranate o granada	35
Semillas de lino	35
Yogur	35
Avena	40
Mangos	50
Arroz integral	50

Alimentos con un IG alto (de 70 en adelante). Algunos ejemplos son:

Jarabe de maíz	110
Papas fritas	95
Pan blanco	85

Arroz blanco	75
Cereales refinados y endulzados	70
Azúcar	70
Bagels	70

Existen diferentes tipos de carbohidrato que te explico a continuación:

Carbohidratos simples: Son absorbidos rápidamente por el organismo para ser usados como energía inmediata y se encuentran en alimentos como el azúcar común; la miel; alimentos preparados con harina refinada; productos de panadería, pastelería y repostería y dulces, golosinas, helados y sodas, que son considerados alimentos con kilocalorías vacías, o sea, que te aportan muchas kilocalorías pero carecen de nutrientes muy importantes para la salud. Los carbohidratos simples también están presentes en las frutas, la leche y sus derivados, pero son la excepción a la regla, porque estos son alimentos indispensables dentro de una dieta saludable y balanceada ya que te aportan azúcares simples de manera natural y distribuidos en una mayor cantidad de agua. También te aportan micronutrientes esenciales como las vitaminas y los minerales, y te suministran antioxidantes, flavonoides y fibra, nutrientes imprescindibles para el disfrute de una buena salud, la estimulación del metabolismo, el manejo del peso corporal y una apariencia joven y radiante.

Los hidratos de carbono simples también se conocen como carbohidratos de absorción rápida, lo que quiere decir que el cuerpo los asimila enseguida y por tanto los niveles de glucosa en sangre se elevan súbitamente provocando picos de azúcar que duran muy corto tiempo y al bajar otra vez te provocan deseos de comer. Esto genera un aumento en el consumo de kilocalorías diarias y un aporte de nutrientes insuficiente o escaso que afecta tu peso corporal y tu salud en general. En el caso de las frutas, que en mi concepto son postres naturales llenos de vida, te recomiendo consumirlas siempre con otros alimentos de absorción lenta como proteínas e hidratos de carbono complejos para retardar su asimilación. En el caso de los jugos, te aconsejo consumirlos con la fibra para aprovechar sus beneficios y retrasar el proceso de digestión. Esta norma la podrás conceptualizar en el menú de mi plan alimenticio que te presento más adelante. Cabe anotar que en *Jugosa y Fit* recomiendo algunos jugos sin fibra por razones que obedecen al horario recomendado de consumo y a propósitos específicos.

Carbohidratos complejos: Los carbohidratos complejos o de absorción lenta tardan más tiempo en digerirse que los carbohidratos simples; en consecuencia no aumentan el azúcar en la sangre con rapidez manteniendo estables los niveles de glucosa, suministrando una corriente de energía constante y proporcionando sensación de saciedad por largo tiempo, lo que conduce a un mayor control en la ingesta de kilocalorías diarias. Los encuentras en alimentos naturales e integrales ricos en fibra como cereales integrales: arroz integral, pan integral, trigo sarraceno, avena, *muesli*, salvado de trigo, legumbres, papas, verduras y hortalizas frescas.

Si deseas llegar a tu peso ideal y alcanzar un porcentaje de grasa corporal saludable y estético, debes darle prioridad, en tu ingesta de carbohidratos diaria, a los carbohidratos complejos y a los azúcares naturales mientras limitas al máximo el consumo de azúcares procesados o refinados.

Principales funciones de los carbohidratos en el organismo:

Función energética: Son los combustibles que surten al organismo con la energía necesaria para realizar las funciones orgánicas, físicas y psicológicas del organismo, convirtiéndose en un nutriente fundamental en la alimentación de los seres humanos. Cada gramo de carbohidrato aporta 4 kilocalorías; de esta manera suministran energía, en forma de glucosa, a todas las células del organismo posibilitando que realices tu rutina diaria con normalidad, respondas con potencia y vigor en los entrenamientos físicos que practiques y le suministres alimento a tu cerebro que también utiliza la glucosa como fuente de energía para que asegures un correcto funcionamiento del sistema nervioso y mejores tu desempeño intelectual.

Función energética de reserva: El organismo después de absorber la glucosa destina una pequeña porción de esta para ser almacenada en los músculos y en el hígado; de esta forma cuenta con su propia reserva energética que utilizará en los momentos en que falte alimento por tiempo prolongado y no disponga del combustible suficiente.

Función de ahorro de proteínas: Si el aporte de carbohidratos es insuficiente, el cuerpo utiliza las proteínas para fines energéticos, dejando de lado su función estructural y deteniendo su función anabólica de desarrollo y crecimiento muscular.

Otras funciones: Contribuyen a mantener diversas funciones básicas como la contracción muscular, la digestión y la asimilación de nutrientes y, por su valioso aporte de fibra dietética, elimina los desechos y promueve la salud gastrointestinal, permitiendo que los residuos se muevan adecuadamente y con mayor rapidez a través del intestino.

El Consejo de Alimentación y Nutrición de EE.UU. recomienda que los glúcidos constituyan entre el 40% y el 60% de la alimentación diaria, siendo, en mi concepto, el 40% el valor ideal. Este porcentaje debe estar compuesto en su gran mayoría por carbohidratos complejos y en las porciones indicadas para que logres tu peso ideal contando con la energía y la buena actitud que necesitas para enfrentar tu rutina diaria. Los carbohidratos consumidos con moderación son la gasolina que tu cuerpo precisa para alcanzar tus metas físicas; si los eliminas de tu dieta, tu rendimiento deportivo puede hacerse cada vez más pobre y débil impidiendo que te acerques a tu meta, mientras que si los consumes en exceso, seguirás acumulando grasa y por más esfuerzos que hagas en el gimnasio no verás una reducción de tu grasa corporal.

LAS GRASAS SALUDABLES

En muchos casos las personas que desean iniciar un plan de adelgazamiento o que quieren ponerse en forma toman la drástica decisión de erradicar las grasas de su dieta sin saber que este mal hábito puede desencadenar deficiencias nutricionales serias que afectan su salud, belleza, rendimiento físico y los resultados que esperan con la práctica deportiva.

Las grasas insaturadas o también conocidas como grasas "saludables" son un nutriente esencial tan importante como las proteínas y los hidratos de carbono. Aunque tienen un mayor contenido de kilocalorías por gramo (9 kilocalorías por gramo), son imprescindibles en cualquier dieta aun cuando la persona desea perder peso y reducir el porcentaje de grasa corporal. Lo recomendable es consumir grasas de calidad y no eliminar por completo la grasa de la dieta; debes limitar el consumo de grasas saturadas y optar siempre por grasas insaturadas que, con moderación, pueden ayudarte a prevenir enfermedades cardiovasculares, enfermedades metabólicas y la obesidad, entre otras patologías.

Las grasas insaturadas o "buenas" se dividen en:

Grasas monoinsaturadas: Las grasas monoinsaturadas son generalmente líquidas a temperatura ambiente. A este grupo pertenecen los ácidos grasos Omega 9. Las principales fuentes alimenticias son:
- aceite de oliva
- aceite de canola
- aceite de cacahuete
- aguacates
- aceitunas
- almendras
- semillas
- nueces

Grasas poliinsaturadas: Contienen ácidos grasos esenciales, o sea, que no los produce el cuerpo por sí mismo, y por tanto es indispensable que los ingieras a través de la alimentación. Son más sólidas que las grasas monoinsaturadas, pero menos sólidas que las grasas saturadas. Dentro de las grasas poliinsaturadas existen dos ácidos grasos esenciales:

El Omega 3 cuyas principales fuentes alimenticias son:
- pescados azules: salmón, sardina, atún y caballa
- semillas de chía
- semillas de cáñamo
- semillas de lino
- semillas de calabaza

El Omega 6 cuyas principales fuentes alimenticias son:
- nueces
- alga Spirulina
- la mayoría de los aceites vegetales
- huevos y aves de corral
- soja
- aguacate
- cereales
- aceite de soja
- semillas de sésamo
- semillas de girasol

Cabe anotar que es importante que exista un balance entre el consumo de alimentos que contienen Omega 3 y Omega 6; así que esfuérzate por incluir fuentes alimenticias que te aporten los dos ácidos grasos para que asegures un verdadero equilibrio en el consumo de lípidos.

Conocer la función de cada grupo alimenticio en el organismo es muy importante porque te ayuda a entender la relevancia de su acción en el organismo y te pone en alerta sobre las consecuencias que puedes experimentar si los consumes en exceso o si presentas deficiencia de ellos. La primera pregunta que se hacen todas las personas que desean bajar de peso es: si quiero perder peso y quemar la grasa que ya tengo acumulada en mi cuerpo, ¿por qué debo comer grasa? Son tan importantes sus funciones y tan variada su injerencia en el funcionamiento del cuerpo humano que no existe una sola respuesta sino que es el compendio de sus valiosas participaciones en diferentes procesos del organismo lo que te convencerá de incluirlas en tu dieta. Aunque te parezca difícil de creer, las grasas saludables de forma moderada te ayudan a transformar tu composición corporal para que tu figura tenga cada vez menos grasa mientras gana más músculo, que supongo es lo que deseas alcanzar como la mayoría de las personas. Esto lo propician al incrementar el ritmo del metabolismo, lo que provoca un uso más eficiente de la grasa corporal acumulada para ser utilizada como energía.

Las grasas hacen que la digestión de la comida sea más lenta y causan una liberación constante de glucosa en la sangre; de esta manera, los niveles de insulina permanecen estables, la grasa puede ser movilizada y los niveles de ansiedad se mantienen controlados. Mediante la adición de ácidos grasos esenciales a tu dieta, puedes retrasar la descomposición de los hidratos de carbono y aumentar tu potencial para quemar la grasa corporal con una práctica deportiva adecuada.

Ahora que ya conoces la importante función del sistema hormonal en la regulación del peso corporal para cumplir las metas que nos proponemos con el ejercicio, le darás aún más valor a las grasas buenas porque son unas grandes precursoras de un funcionamiento hormonal correcto y de la hormona tiroidea favoreciendo la quema de grasa corporal y el crecimiento muscular.

Por otra parte, las grasas insaturadas favorecen la asimilación de las vitaminas liposolubles como son las vitaminas A, D, E y K, que solo se pueden transportar y digerir con ayuda de las grasas.

Tienen a su cargo funciones muy importantes como mantener la visión, cooperar en la asimilación y fijación del calcio, preservar la salud de la piel, el cabello y las uñas y participar decisivamente en la coagulación de la sangre, entre muchas otras. Si tu ingesta de grasa es insuficiente o escasa, limitas la capacidad de tu organismo para transportar y absorber estas importantes vitaminas y esto puede ser contraproducente en tus intentos de bajar de peso o disminuir tu porcentaje de grasa corporal porque las vitaminas liposolubles están muy ligadas a otras vitaminas y nutrientes en la producción de hormonas y en el mantenimiento del sistema nervioso, factores preponderantes en la pérdida de grasa corporal y en la respuesta y desarrollo del sistema muscular.

Las grasas saludables en su justa proporción son tus grandes compañeras en este hermoso proceso de bajar de peso o ponerte en forma; estima y valora su eficiente contribución para ayudarte a que logres con éxito tu propósito. Para controlar tu apetito, perder peso de forma saludable, lograr y mantener un alto desempeño deportivo y proteger tu salud, debes seleccionarlas adecuadamente en cada uno de tus platos ya que la Organización Mundial de la Salud (OMS) y la Asociación Estadounidense del Corazón (AHA, por sus siglas en inglés) recomiendan que el 30% de las kilocalorías que ingieres diariamente provengan de grasas saludables.

VITAMINAS Y MINERALES

Las vitaminas y los minerales son micronutrientes que no aportan energía pero son muy necesarios para asegurar el buen funcionamiento del cuerpo y por ende para disfrutar de una buena salud, conservar la belleza y preservar el bienestar físico.

Las vitaminas y los minerales, al igual que los macronutrientes (proteínas, carbohidratos y grasas saludables), forman parte de los nutrientes esenciales y se denominan micronutrientes porque el cuerpo los necesita en pequeñas cantidades (miligramos o microgramos).

Pero aun en proporciones tan reducidas, son indispensables para el adecuado desarrollo de las funciones biológicas en las distintas etapas de la vida. Es importante destacar que una deficiencia de micronutrientes puede producir desequilibrios importantes de salud.

Las vitaminas: Son nutrientes imprescindibles para la vida que cumplen múltiples funciones; una de las más relevantes es la acción reguladora de los procesos metabólicos del organismo. Cuando ingieres los alimentos, el organismo necesita descomponerlos en moléculas más sencillas para absorberlos con mayor facilidad, y para llevar a cabo esta parte del metabolismo son indispensables las vitaminas y las enzimas. Cada vitamina tiene una función específica que incide sobre diferentes factores del organismo, por ello son indispensables dentro de la alimentación de cualquier individuo.

Los minerales: Son sustancias inorgánicas que abundan en la naturaleza y están presentes también en los alimentos. Son componentes esenciales para el ser humano ya que el cuerpo no tiene la capacidad de producirlos a partir de otros compuestos; por tal motivo deben ser obtenidos a través de la alimentación con el fin de asegurar que el organismo cuente con los elementos esenciales para el mantenimiento de la vida, el crecimiento y la reproducción.

Los minerales participan activamente en el metabolismo, son constituyentes esenciales de las hormonas y de las estructuras esqueléticas como los huesos y los dientes y de los tejidos blandos como los músculos. También son esenciales para la transmisión de los impulsos nerviosos y las contracciones musculares, y regulan el equilibrio hídrico, entre otras importantes funciones.

Los micronutrientes los obtienes directamente de los alimentos, de ahí la importancia de que sigas una alimentación saludable, suficiente, equilibrada y variada en colores y sabores para garantizar un suministro constante y adecuado. Si consumes carnes magras, lácteos bajos en grasa, cereales integrales, frutos secos, vegetales, hortalizas, frutas, algas marinas y legumbres en tu alimentación diaria podrás garantizar la dosis necesaria para alcanzar un estado de salud óptimo y evitar padecer enfermedades en el futuro. Sin embargo, existen circunstancias que pueden requerir de un suplemento de vitaminas y minerales como es el caso de los vegetarianos, en la etapa de crecimiento en los niños, en la dieta de las personas con enfermedades crónicas, en el embarazo y la lactancia y en la tercera edad, entre otros.

EL IMPORTANTE ROL DE LA FIBRA DIETÉTICA

La fibra dietética es muy importante dentro de una dieta sana y equilibrada; se define como la parte de los alimentos de origen vegetal que no puede ser digerida por el cuerpo humano porque el sistema digestivo no cuenta con las enzimas necesarias para digerirla y por esta razón la fibra puede fermentarse parcialmente en el intestino. La fibra no es considerada un nutriente porque no participa en procesos metabólicos pero sí interviene activamente en múltiples procesos fisiológicos del cuerpo como la movilización de los alimentos a través del tracto digestivo y contribuye en la motilidad gastrointestinal.

La fibra dietética se clasifica de dos maneras:

Fibra soluble: Es el tipo de fibra que se disuelve en agua y forma un gel viscoso en el intestino. Una de sus grandes virtudes es que ralentiza el proceso de digestión de los alimentos permitiendo que el cuerpo absorba lentamente los nutrientes. En este sentido también disminuye y retarda la absorción de grasas y azúcares de los alimentos, ayudando a regular los niveles de colesterol y de glucosa en sangre. El consumo de esta fibra junto con una dieta equilibrada de proteínas magras, alimentos bajos en grasas saturadas y carbohidratos complejos puede ser la manera de prevenir o regular el colesterol malo, los triglicéridos y la diabetes.

La fibra soluble puede ayudarte a adelgazar ya que no te aporta kilocalorías y además, tiene la propiedad de aumentar el volumen de tus comidas en el estómago al entrar en contacto con el agua. De esta manera sentirás saciedad comiendo menos lo cual te ayudará de manera espontánea a reducir tu ingesta calórica diaria.

Y es que allí no paran sus bondades; al retardar el proceso de digestión y regular los niveles de glucosa en sangre te brinda una sensación de calma disminuyendo la posibilidad de que te ataquen esos deseos súbitos de comer alimentos altos en azúcar o carbohidratos refinados que solo te aportan kilocalorías vacías.

Fibra insoluble: Este tipo de fibra no se disuelve en agua pero sí puede retener un poco de agua para aumentar el volumen y suavizar la materia de desecho estimulando la motilidad intestinal y favoreciendo una adecuada evacuación. En muchos casos un abdomen abultado puede ser la consecuencia de una ingesta de fibra insuficiente lo que origina una reducción de los movimientos peristálticos que movilizan los alimentos a través del aparato digestivo y provoca el molesto estreñimiento.

La fibra insoluble también se encarga de limpiar las paredes del intestino para remover todas aquellas sustancias o desechos que se adhieren a ellas y pueden ser muy nocivas para el organismo; de esta manera ayuda a prevenir el cáncer de colon.

Para garantizar la ingesta recomendada de fibra dietética que es de 30 g a 35 g al día, debes seguir un plan alimenticio como el mío a base de productos naturales como frutas, vegetales, cereales integrales, legumbres, frutos secos y semillas. A continuación una lista de alimentos ricos en fibra soluble e insoluble:

- almendras
- avellanas
- semillas de lino o linaza
- semillas de chía
- avena y salvado de avena
- papa con cáscara
- soja
- salvado de trigo
- cebada

- centeno
- legumbres: lentejas, garbanzos, frijoles, arvejas
- todas las frutas
- todos los vegetales

EL VALOR DE LOS PREBIÓTICOS
Y LOS PROBIÓTICOS

Seguramente has escuchado hablar de los prebióticos y los probióticos pero no tienes muy claro qué son, ni cuál es su función en el organismo. A continuación te aclaro cómo participa cada uno en el funcionamiento del cuerpo humano y por qué es importante que los consumas.

Los prebióticos: Son sustancias presentes en alimentos del reino vegetal que pasan por el tracto digestivo sin ser digeridos, ya que el organismo no dispone de las enzimas necesarias para ello. Son sustancias no asimilables de los alimentos que estimulan el desarrollo de los microorganismos vivos o bacterias beneficiosas presentes fundamentalmente en la flora intestinal del colon para proteger al organismo de elementos nocivos. Se trata de fibras solubles (pectinas), fructo-oligosacáridos (FOS) y glúcidos de origen vegetal como la inulina y cereales fermentados.

Desempeñan funciones muy importantes en el organismo como por ejemplo:

- Ayudan en el control de peso.
- Propician el desarrollo de las bacterias beneficiosas de la flora intestinal y dificultan el crecimiento de las patógenas.
- Estimulan el sistema inmune.
- Facilitan la absorción de algunos minerales como el calcio, el hierro y el magnesio.
- Favorecen la síntesis de ciertas vitaminas.
- Ayudan a mantener el equilibrio intestinal reduciendo los molestos trastornos digestivos y el estreñimiento.

- Previenen la osteoporosis.
- Reducen el riesgo de cáncer de colon y de enfermedad inflamatoria intestinal.

Algunas fuentes alimenticias son:
- avena
- manzana
- soja
- ajo
- cebolla
- puerro
- espárrago
- raíz de achicoria
- harina de trigo integral
- alcachofa
- jícama

Los probióticos: El organismo es tan fascinante que dentro de todo su funcionamiento hay muchos sistemas que trabajan arduamente y en armonía para dar pie a un completo bienestar físico y mental. Uno de ellos es el mundo de la flora intestinal, que por sí solo es un complejo ecosistema donde se alojan e interactúan cientos de microorganismos y de bacterias benéficas que conviven con otros organismos nocivos para la salud y nos protegen de ellos.

Según la definición adoptada actualmente por la Organización de las Naciones Unidas para la Alimentación y la Agricultura y la Organización Mundial de la Salud, los probióticos son "microorganismos vivos que cuando se administran en cantidades adecuadas confieren un gran beneficio para la salud en el huésped". Estos microorganismos tienen la característica de permanecer vivos y activos en el intestino ayudando a tu salud y bienestar.

La flora intestinal ejerce una función de defensa muy valiosa para el organismo humano estimulando la producción de anticuerpos y, además, favorece la digestión y los procesos metabólicos, teniendo una participación decisiva en la nutrición y en el manejo del peso corporal. Existen factores que pueden afectar el equilibrio de la flora bacteriana como los malos hábitos alimenticios, el estrés o problemas emocionales, escasa o insuficiente fibra en la dieta, falta de ejercicio físico regular y el consumo de antibióticos. Sus funciones en el organismo son numerosas y de vital importancia, como por ejemplo:

- Ayudan a reducir el colesterol.
- Refuerzan la función inmunológica y la prevención de infecciones.
- Mejoran la función digestiva y la asimilación de los nutrientes.
- Fermentan las sustancias no digeridas.
- Intensifican la capacidad del organismo para absorber los minerales.
- Protegen al organismo y eliminan los microorganismos patógenos.
- Estimulan el peristaltismo intestinal previniendo de esta forma el estreñimiento, el síndrome de colon irritable y la colitis ulcerosa.
- Ayudan a prevenir el cáncer de colon.
- Participan en la síntesis de algunas vitaminas del complejo B y la vitamina K.
- Reducen los trastornos inflamatorios del intestino.
- Ayudan a mantener un colon saludable. Al tener un colon saludable, se alarga la vida y se previenen una gran cantidad de enfermedades como la diabetes, el sobrepeso y la obesidad, los problemas de circulación, la insuficiencia de nutrientes, la inflamación, las infecciones, entre muchas otras.

Algunas fuentes alimenticias son:
- algas marinas
- yogurt
- kéfir

- queso labneh
- jocoque
- productos fermentados como la chucrut, el tempeh, los pepinillos, el kimchi, la sopa de miso, etc.
- suplementos dietéticos

LA SAL ROSA DEL HIMALAYA

A lo largo de mi vida he procurado mantener muy controlada mi ingesta de sodio para mantener una buena salud y prevenir la retención de líquidos y la celulitis. De hecho este ha sido uno de mis más grandes retos porque me gusta comer con buen sabor pero nunca sacrificando mi salud ni mis esfuerzos en el gimnasio. Así que preparar recetas saludables y deliciosas sin incrementar su valor calórico ni aumentar el contenido de sodio se me convirtió en un desafío permanente en mi vida que llegó a un final feliz cuando descubrí la sal rosa del Himalaya.

Hace más de 250 millones de años, la sal marina quedó cristalizada y se acumuló en yacimientos montañosos de Pakistán y otros países. Al ser considerada la sal más pura del planeta, podemos decir que es un regalo excepcional que nos dejó el mar primitivo porque no contiene contaminantes del medio ambiente. Sus cristales son una fuente de elementos puros y naturales que te aportan mucho más que cloruro de sodio ya que está compuesta por los mismos ochenta y cuatro elementos de los que se compone el cuerpo humano y en la misma proporción que este los necesita.

A diferencia de la sal de mesa que puede llegar a ser peligrosa para la salud o de la sal marina que tiene muchas propiedades pero que no es pura por la contaminación de los océanos, la sal del Himalaya consumida con moderación te ofrece beneficios muy valiosos para tu salud y le da un sabor delicioso a tus platos.

Algunos de sus múltiples beneficios para la salud y para controlar el peso corporal son:

- Favorece un correcto metabolismo pues le suministra al sistema endocrino los nutrientes necesarios para producir hormonas decisivas en el control del peso corporal.
- Ayuda a absorber adecuadamente los nutrientes.
- Equilibra los niveles de azúcar en sangre.
- Aumenta el tono muscular.
- Controla la retención de líquidos y previene o reduce la celulitis.
- Fortalece la estructura del esqueleto y combate la osteoporosis.
- Mejora la circulación y previene la aparición de varices en las piernas.
- Regula la frecuencia cardíaca.
- Alcaliniza el cuerpo.
- Reduce el riesgo de sufrir calambres musculares y ayuda a reducir los dolores musculares.
- Regula el sueño.

LA STEVIA

Para llegar al peso ideal y lograr un cuerpo tonificado y definido es fundamental disminuir el consumo de azúcar o mejor aún, limitarlo a una sola vez a la semana. Sin embargo, no tienes que privarte tanto de las mieles de la vida porque la naturaleza es tan caritativa que te ofrece también alternativas saludables que endulzan sin aportarte kilocalorías.

La stevia es una de ellas y cuenta actualmente con un gran prestigio porque es el único endulzante natural, seguro y sin riesgos para la salud. Es considerada la mejor opción en las dietas de adelgazamiento y en los planes alimenticios enfocados en mantener el peso o poner en forma el cuerpo, ya que es la forma de endulzar tus alimentos sin que te aporte kilocalorías.

Por todos los atributos anteriores es el endulzante que te recomiendo utilizar, sin olvidar por supuesto el principio fundamental de mi régimen alimenticio que es la moderación.

EL AGUA, ELIXIR DE LA VIDA

El agua es un elemento imprescindible para la vida y constituye el 60% del cuerpo humano, así que esto te demuestra la imperante necesidad de proporcionarle al organismo una ingesta continua para que pueda desempeñar sus funciones con total normalidad. En este sentido queda claro que el agua participa en la mayoría de las funciones vitales del cuerpo y muchas de ellas están asociadas al manejo del peso corporal. Préstales mucha atención para que cada vez que te tomes un vaso de esta deliciosa y refrescante bebida estés consciente de la gran obra que estás haciendo por tu salud y por tu peso.

Para que la fibra dietética pueda realizar sus funciones es necesaria una adecuada hidratación. El agua favorece el proceso de la digestión, absorción y asimilación de los alimentos por lo que una ingesta insuficiente de esta bebida puede ocasionar que el sistema digestivo no pueda diluir los alimentos, y por tanto la sangre, que también está compuesta en su gran mayoría por agua, no podrá transportar ni distribuir los nutrientes a las células, provocando deficiencias nutricionales que pueden influir en la salud, en el peso y en la apariencia física de la persona.

Su aporte para fomentar un mejor desempeño del sistema digestivo no para allí. El agua también ayuda a prevenir el estreñimiento aportando su grano de arena para que exista una adecuada eliminación de desechos sólidos. La fibra tanto soluble como insoluble depende de ella para llevar a cabo sus funciones eficientemente.

El agua también ayuda al organismo como agente de limpieza al promover el transporte de residuos y sustancias tóxicas para ser eliminadas posteriormente. Una ingesta continua de este valioso elemento garantiza un funcionamiento óptimo de los riñones propiciando un reemplazo permanente de toxinas por agua pura y limpia para ser utilizada por el organismo, evitando la indeseable retención de líquidos.

Si el agua es trascendental para casi todas las funciones del organismo, es de esperarse que también tenga participación activa en las funciones metabólicas como el metabolismo de las grasas. A todos nos interesa perder o mantener un porcentaje de grasa corporal sano y permanecer en nuestro peso ideal. El recurso que tenemos a diario para estimular esta pérdida de libras de grasa es el consumo de agua periódico a lo largo de la rutina diaria.

Desde muy pequeña en casa me enseñaron a beber agua y jugos naturales tanto así que mis padres no compraban sodas para el consumo en el hogar. Ese hábito tan valioso se lo debo a ellos que me inculcaron el consumo de agua pura y de bebidas a base de frutas y vegetales porque opinaban que era la forma de hidratación ideal para sus hijos con miras a convertirlos en deportistas élite. En ese entonces mi hermano empezaba a jugar fútbol en el colegio y yo dedicaba todos mis tiempos libres a practicar el basquetbol. Si bien no nos convertimos en profesionales de estas dos disciplinas, sí conservamos firme este saludable hábito hasta el día de hoy. Desde entonces, también he utilizado el agua como un recurso para controlar mi apetito y los ataques de ansiedad; cuando alguno de los dos aparece, bebo dos vasos seguidos de agua fría y me ha funcionado muy bien, además de que me ayudan a cumplir mi dosis diaria de hidratación.

Hablando propiamente del aporte del agua al rendimiento físico, debes considerar primero que los músculos están formados en gran parte de agua, por lo tanto si mantienes los niveles de líquidos en óptimas condiciones lograrás que estos mantengan su flexibilidad, conserven su propiedad de contracción y estén preparados para el esfuerzo al que los vas a someter durante la rutina de entrenamiento. Este valioso líquido también lubrica las articulaciones, los tendones y los cartílagos de forma que prevengas los calambres, evites la fatiga muscular y te puedas mover con fluidez y agilidad.

Cuando realizas ejercicio físico es fundamental que te hidrates antes, durante y después del ejercicio. Ten presente que un desequilibrio hídrico en el cuerpo puede producir una disminución en la cantidad de sangre que está circulando por el organismo y esto hará que los músculos no reciban oxígeno suficiente. Esto puede conllevar síntomas como: disminución del rendimiento físico, somnolencia, mareos, calambres musculares, taquicardias y fatiga, entre otros.

Si quieres disfrutar de todos estos beneficios y mejorar tanto el funcionamiento de tu cuerpo como tu rendimiento físico, acostúmbrate a beber dos litros de agua al día e incrementa esta dosis si vives en climas muy cálidos o muy fríos, en época de verano o invierno, si acostumbras realizar actividad física intensa o seguir las recomendaciones indicadas por el médico para personas mayores, bebés o que tienen condiciones especiales de salud.

Si eres de las personas que no les gusta beber agua, utiliza diferentes recursos como agregarle hojas de menta, rodajas de pepino, de naranja o unas gotas de limón que le darán un sabor especial y fresco para que progreses en tu rendimiento físico, aumentes tu resistencia cardiopulmonar, mantengas tu flexibilidad, mejores la apariencia de la piel del rostro y del cuerpo y goces de un óptimo nivel de salud y bienestar.

Los grandes mitos acerca de la pérdida de peso

Una de las partes que más disfruto de mi profesión es el contacto con el público y poder aportarle a cada uno de ustedes mis conocimientos y experiencia para que se contagien de mi energía y pasión por una vida saludable. Por esto dedico parte de mi tiempo a responder sus inquietudes ya sea en los programas de televisión o a través de mi página web y de las redes sociales, y es precisamente allí donde me doy cuenta de la cantidad de creencias populares y mitos sin ningún fundamento científico que muchas personas practican porque prometen ser muy efectivos y acelerar la pérdida de peso o de grasa corporal. Estas ideas que van de boca en boca pueden ser muy peligrosas para la salud al provocar un desbalance nutricional y afectar el rendimiento físico de la persona ya que son lo opuesto totalmente a lo que considero un plan alimenticio saludable y equilibrado. A continuación te presento algunos de los mitos populares más comunes que lejos de ayudarte en tu propósito de bajar de peso y adoptar hábitos de vida saludables, pueden perjudicar seriamente tu salud.

"Para adelgazar tengo que aguantar hambre".

Esta creencia popular es completamente falsa. Para bajar de peso de manera gradual y saludable, debes cambiar tu estilo de vida acogiendo todos los grupos alimenticios y seleccionando los alimentos más nutritivos y saludables de cada uno.

Contrario a lo que muchas personas piensan, el hecho de pasar hambre y muchas horas sin comer genera un estado de estrés y de ansiedad que altera tus niveles hormonales y al mismo tiempo te incita a comer compulsivamente sin pensar en las consecuencias.

Más adelante en este libro te explicaré a fondo por qué esta creencia es totalmente contraproducente si quieres perder esas libras de más y mantenerte en tu peso ideal por el resto de tu vida.

"Si quiero rebajar, debo decirle adiós a los carbohidratos".

Este mito sí que es falso. Y les confieso que me estremezco cuando escucho a tantas personas hablar y defender este principio tan absurdo.

Los carbohidratos deben formar una parte fundamental de tu alimentación diaria como lo expliqué anteriormente porque cumplen una función energética, es decir, son la "gasolina" que tu organismo necesita para ponerse en acción cada mañana, estar activo y alerta durante todo el día y, algo súper importante, para tener la fuerza y la resistencia suficientes en tus entrenamientos diarios.

Cabe destacar que los carbohidratos complejos son esenciales dentro de una alimentación saludable y balanceada pero su consumo debe ser moderado porque ingerirlos en altas cantidades puede ocasionar problemas de salud como obesidad, aumento en tus niveles de colesterol, diabetes, entre otros.

"La fruta engorda".

Este mito es absolutamente FALSO en mayúsculas porque las frutas son alimentos indispensables en cualquier plan alimenticio. Su gran aporte de agua, vitaminas, minerales, antioxidantes, flavonoides, fibra y fructosa, son necesarios para el correcto funcionamiento del organismo. Su consumo habitual es una efectiva forma de suministrarle al cuerpo estos nutrientes esenciales de los que requiere para gozar de un peso ideal, tener una apariencia juvenil, lucir una cabellera saludable y brillante y mantener la lozanía de la piel.

Desde pequeña he sido adoradora de las frutas; su variedad de sabores y exóticos colores siempre han llamado mi atención. Las considero un manjar de la naturaleza con un aporte calórico bajo y una riqueza en nutrientes demasiado valiosa para nuestra salud y belleza. Es más, yo las considero como una golosina natural por eso son mi recurso favorito en momentos de ansiedad por algo dulce y sin remordimientos. Ahora bien, nuevamente tengo que destacar la palabra mágica para que su uso sea adecuado: *la moderación*. Si las consumes diariamente, diversificando sus colores, comiendo porciones moderadas y preferiblemente antes de las cuatro de la tarde, pueden beneficiarte de múltiples maneras.

"Las dietas altas en proteínas son mejores para bajar de peso".

Esta creencia cada vez más popular es falsa. Siempre he recomendado una alimentación saludable que cuente con el equilibrio adecuado entre los macronutrientes y los micronutrientes. Para bajar de peso te recomiendo seguir un plan saludable y balanceado, que no excluya ningún grupo alimenticio y mucho menos que se base en uno solo de ellos.

El consumo excesivo de proteínas puede originar varios desórdenes en tu organismo; este de manera brillante metaboliza las proteínas y una vez que ya tiene cubierta sus necesidades proteicas, almacena las restantes en forma de grasa.

Si consumes demasiada proteína, tu cuerpo debe eliminar más residuos de nitrógeno de la sangre, lo que estresa tus riñones. Esto, a largo plazo, puede ocasionar deshidratación crónica. Este sobresfuerzo que deben realizar los riñones para eliminar los residuos nitrogenados de la proteína a través de la orina y el trabajo extra que debe realizar el hígado para metabolizar los nutrientes, pueden pasarte la factura con el tiempo.

"Cenar engorda".

Esta creencia es falsa. Cada comida del día tiene una función específica y debe contar con nutrientes y grupos alimenticios diferentes para satisfacer la necesidad energética que corresponde a cada momento y que va variando a medida que avanza el día.

En la mañana tu cuerpo ha pasado por un largo tiempo de ayuno, por ello necesita un desayuno completo que le aporte una buena carga de energía y que lo prepare para todas las actividades que va a realizar. Más tarde en el almuerzo necesita otra dosis adicional de energía para continuar con sus actividades de una manera eficiente. En la noche el organismo tiene una necesidad calórica menor porque en poco tiempo ya se dispondrá a descansar; así que la cena debe ser moderada, ligera y a base de proteínas blancas magras bajas en grasa y vegetales al vapor o ensaladas que le aporten pocas kilocalorías y que complementen los nutrientes que necesita diariamente.

No puedes olvidarte que entre las comidas principales debes ingerir dos meriendas, una en la mañana y otra en la tarde para que exista un abastecimiento de energía constante y mantengas tu metabolismo en funcionamiento. Además, si haces varias comidas moderadas durante el día podrás controlar mejor tu apetito cuando llegue la hora de la cena.

Otro aspecto importante que debes tener en cuenta a diario es que debes cenar al menos tres horas antes de irte a la cama para que la digestión no interfiera con el descanso.

"Las personas que sudan mucho adelgazan más rápido".

Esta creencia es completamente falsa. El sudor es una secreción corporal producida por las glándulas sudoríparas para luego ser eliminada por el cuerpo a través de los poros de la piel. Este líquido está compuesto principalmente por agua y sales minerales pero no por grasa, es decir, la traspiración no es sinónimo de quemar grasa, es sinónimo de pérdida de agua y de sodio, cloro, potasio y magnesio.

Para que lo entiendas mejor, solo quemas grasa cuando tu ritmo cardíaco se acelera a tal punto que alcanza el rango en el que tu cuerpo tiene que utilizar la grasa como energía para poder responder a tus exigencias. Más adelante trataré este tema más a fondo. Ahora bien, muchas veces puedes salir a caminar sin hacer mucho esfuerzo o simplemente te sientas en un parque y empiezas a sudar. Esta reacción del cuerpo no quiere decir que estás quemando grasa, más bien obedece a un proceso de termorregulación o de regulación de la temperatura corporal, que enfría tu cuerpo para evitar que exceda los 37°C; esto puede ocurrir por condiciones ambientales, durante el ejercicio o en la práctica de cualquier actividad física. Cabe anotar que el estrés, el miedo y la ansiedad pueden llevar al aumento en la sudoración por el estímulo y la agitación que el sistema nervioso ejerce sobre las glándulas sudoríparas.

Aprende a nutrir tu cuerpo y evita el efecto rebote

Cuando tomas la decisión de cambiar tu estilo de vida y mejorar tu apariencia física lo primero que debes tener en cuenta es que vas a entrar en un proceso largo el cual va a requerir de mucha fuerza de voluntad y disciplina de tu parte. Cuando lo entiendes de esta manera ya has ganado mucho terreno porque tienes claro que el recorrido va a ser extenso y además eres consciente de que tienes una gran probabilidad de encontrarte con muchas piedras en el camino que son precisamente los retos que tendrás que afrontar día a día para lograr tu propósito final.

Si eres de las personas que quieren cambiar sus hábitos por el resto de su vida, considérate desde ya un ganador porque lo más importante es concebir tu salud como prioridad actual con miras a tener un futuro lleno de vitalidad y bienestar. Esto solo lo puedes lograr adoptando sin fecha limite un régimen alimenticio saludable y acogiendo el ejercicio como una parte prioritaria dentro de tu rutina diaria. Será el comienzo de una nueva vida que irá experimentando poco a poco transformaciones muy positivas para tu salud y apariencia estética con la gran satisfacción de lograrlo gradualmente a base de disciplina y esfuerzo propio.

Cuando nutres tu organismo con los alimentos más selectos de la naturaleza, le das prioridad a los frutos de la tierra en cada plato que consumes y entiendes cada bocado como la oportunidad de bañar tu organismo con nutrientes esenciales, has comprendido verdaderamente la función de los alimentos y de los nutrientes en el organismo. Así, tu alimentación diaria será más consciente y enfocada en lograr la meta inicial que te has propuesto. Los diferentes grupos alimenticios y todos los alimentos naturales en su justa medida son tus cómplices para lograr no solo el cuerpo de tus sueños sino también para mantener tu salud y fortalecer tu cuerpo que es el templo donde vas a vivir el resto de tus días. De tu amor propio depende su cuidado y bienestar.

Conocer las bondades de cada grupo alimenticio y su importante función dentro del engranaje completo del organismo te brinda los elementos necesarios para apreciar el valioso aporte que cada uno de ellos le proporciona al desempeño de tu cuerpo en general y a la respuesta progresiva y evolutiva de tu rendimiento físico. Con estas bases estoy segura que lo pensarás dos veces antes de realizar una dieta restrictiva e hipocalórica para perder peso pues te has hecho consciente de que privar tu organismo de nutrientes vitales puede ocasionar que tu salud o tu cuerpo flaqueen en cualquier momento y que tus esfuerzos en el gimnasio sean completamente inútiles.

Al someterte a una dieta extrema muy baja en kilocalorías o al eliminar completamente un grupo alimenticio para perder peso de manera acelerada, le produces a tu organismo un desbalance tanto energético como nutricional que se puede reflejar inicialmente en una significativa pérdida de peso porque el cuerpo comienza a hacer uso de la grasa que tiene acumulada y de la masa muscular para obtener la energía que necesita para funcionar correctamente. Esta idea te puede sonar atractiva porque puedes perder un número importante de libras al principio, pero al ser una dieta totalmente insostenible provocará que tarde o temprano la abandones y comiences a comer igual o más que antes de iniciarla. Este aumento abrupto de kilocalorías después de estar en un déficit calórico y nutricional tan grande suscitará un aumento descontrolado de grasa como reserva energética que el mismo cuerpo utiliza como su forma de protección y preparación para resistir futuros períodos de abstinencia originando un aumento de peso desenfrenado. Y si a esto le sumas que tus niveles de ansiedad van a estar por los cielos, no vas a poder controlar tus deseos y antojos por comidas o productos poco saludables y vas a experimentar cierta frustración que en muchos casos termina en la eliminación de la práctica deportiva, convirtiéndose en una bola de nieve que se denomina comúnmente como efecto rebote o efecto yo-yo.

El efecto rebote se define como la recuperación del peso que una persona ha rebajado con una dieta de adelgazamiento una vez el régimen de pérdida de peso haya finalizado o la persona haya decidido suspenderlo. Esta ruleta rusa es la que ocasiona que el metabolismo se desacelere y aprenda a funcionar con menos kilocalorías, por consiguiente cuando incrementas nuevamente tu ingesta calórica tu cuerpo guardará reservas para el futuro y este desajuste puede dificultar tu pérdida de peso posterior.

Todo lo anterior te demuestra que iniciar un cambio de estilo de vida y transformar tu figura hacia una imagen más saludable y vital no debe ser un proyecto temporal, debe ser un proyecto de vida importante con el que cada vez te sentirás más cómodo y orgulloso por la cantidad de satisfacciones personales que te puede ofrecer. Llegar a tu peso ideal debe ser el primer paso de tu gran meta final, aunque no debes ignorar o desconocer la importancia de establecer una estrategia para la fase de mantenimiento que exige un compromiso constante y una fuerza de voluntad de acero. Ama tu cuerpo, consiéntelo como a un hijo, interésate por aprender a alimentarlo saludablemente y procúralo todos los días de tu vida; tener un peso saludable es mucho más que un número, es la manera que está bajo tu control de apreciar tu salud y honrar tu cuerpo. No pienses en cambiar tus hábitos temporalmente, contempla y experimenta la hermosa posibilidad de iniciar un nuevo estilo de vida ahora y para siempre.

El método de Claudia

Tanto en mi práctica personal como profesional con las concursantes de *Nuestra Belleza Latina* y con las personalidades de la televisión, reinas y modelos a quienes he asesorado y con quienes he logrado transformaciones extraordinarias, he utilizado el mismo método y he seguido los mismos principios diferenciando las diversas metas que cada una de ellas ha deseado alcanzar ya sea reducir su porcentaje de grasa corporal, aumentar su masa muscular y/o moldear su tipo de cuerpo. El primer paso que he utilizado en los casos mencionados anteriormente ha sido una completa evaluación para conocer el historial médico de la persona y su estado físico actual como peso, contextura, estatura, diámetro de la circunferencia del abdomen, porcentaje de grasa corporal, metabolismo basal y requerimiento de kilocalorías diarias. También es importante identificar las fallas que lo han llevado a consultar conmigo y tomar las medidas pertinentes a nivel nutricional y de ejercicio para encaminar el plan de acción y trazar los puntos a atacar en cada una de las fases del proceso.

Estos principios y consejos son precisamente los que comparto aquí contigo para que tú logres en casa los mismos resultados y sientas que yo te estoy guiando paso a paso como si estuviera a tu lado. En primer lugar aplica todos los elementos que te presenté en el capítulo de la autoevaluación y con base en todos los resultados obtenidos y en el análisis de los factores adicionales que pueden estar afectando tu peso corporal, saca la conclusión sobre tu situación actual y determina la meta que deseas alcanzar en la primera fase del proceso. Establecer los puntos a atacar en la primera fase es un factor primordial para que hagas mi método correctamente, es decir, en caso de que tengas sobrepeso ubicado principalmente en el abdomen, brazos y espalda y tus piernas sean delgadas, debes enfocarte en primera instancia en quemar la grasa localizada en esas zonas para reducir los riesgos de enfermedades e ir recuperando la armonía de tu figura. Eso quiere decir que debes remitirte al capítulo para bajar de peso y reducir el porcentaje de grasa corporal. Cuando ya hayas llegado a tu peso ideal y tengas un porcentaje de grasa saludable, felicidades, ya es hora de pasar a la sección de mantenimiento para que realices los ajustes de las porciones de las comidas, incorpores algunos alimentos, modifiques tu rutina de ejercicios y empieces a suplementarte adecuadamente.

Si eres una persona que está por debajo de su peso ideal debes ir en primer lugar al capítulo para aumentar la masa muscular y seguir el plan alimenticio y la rutina de ejercicios al pie de la letra. Cuando logres el aumento de peso que esperabas te recomiendo continuar con el mismo plan por un tiempo prudencial para que de esta manera determines si tu metabolismo se ha estabilizado y puedas continuar con la fase de mantenimiento; o si por el contrario, continuas presentando fluctuaciones de peso, debes apelar al sentido común para que utilices las indicaciones tanto de aumento de masa muscular como de reducción de grasa corporal como fichas de juego que puedes manejar a tu conveniencia.

Cabe destacar que todas mis amigas lectoras adicionalmente deben poner en práctica las indicaciones que les doy al final del libro para moldear su figura de acuerdo a la forma de su cuerpo. De esta manera no solo lograrán su peso ideal y ponerse en forma, también van a aprender a moldear su silueta con la perfecta combinación de ejercicios.

Sea cual sea tu realidad y la transformación que pretendes lograr, es hora de tomar acción y empezar un estilo de vida encaminado hacia la mejoría de tu salud, lograr el cuerpo de tus sueños y convertirte en un triunfador digno de admiración por ser una persona que vence todos los obstáculos que se le presentan y lucha por sus metas hasta conseguirlas.

META:

Bajar de peso y reducir el porcentaje de grasa corporal

Si llegaste a este capítulo es porque tu evaluación dictaminó que necesitas bajar de peso y deshacerte de los rollitos que tanto te atormentan. No te preocupes porque en este capítulo vas a encontrar toda la información que necesitas conocer y aplicar para bajar de peso de manera saludable y duradera. Quiero que lo interpretes como un pacto entre tú y yo. De mi parte pongo a tu disposición las mejores directrices y herramientas y los consejos idóneos para que veas resultados en corto tiempo. De tu parte espero y necesito compromiso, fuerza de voluntad, disciplina, determinación y paciencia para que juntos logremos con éxito optimizar tu salud y recuperar tu figura. Como tu asesora en este lindo proyecto mi mayor deseo es que logres tu propósito y aprendas los conceptos fundamentales para que sepas manejarlo y mantenerlo de ahora en adelante; así que manos a la obra.

Para empezar necesitas saber las kilocalorías diarias que debes consumir para bajar de peso. Para ello necesitas el dato de tu metabolismo basal, el que ya calculaste con la fórmula que te di en la sección donde hablamos de la tasa metabólica basal (ver página 98).

Este valor constituye las kilocalorías mínimas que debes consumir al día para que tu cuerpo pueda desempeñar sus funciones vitales en completo reposo. Sin embargo, para calcular tus necesidades calóricas totales, debes tener en cuenta tanto tu metabolismo basal como tu actividad diaria y las kilocalorías que quemas mientras haces ejercicio. Es muy sencillo: al resultado de tu metabolismo basal vas a sumarle la cifra correspondiente a tu actividad diaria que tiene en cuenta tu ritmo de vida y tipo de trabajo. Escoge la tuya de acuerdo a la siguiente clasificación:

Actividad ligera:	250 kilocalorías
Actividad moderada:	500 kilocalorías
Actividad intensa:	750 kilocalorías

A este resultado vas a sumarle las kilocalorías que quemas durante tu actividad física para obtener el total de las kilocalorías diarias. Mira este ejemplo:

Una mujer cuyo metabolismo basal es de 1.300 kilocalorías, que tiene una actividad diaria ligera en la que quema aproximadamente 250 kilocalorías porque trabaja sentada todo el día y que realiza una rutina de ejercicio diaria en la que gasta aproximadamente 300 kilocalorías, necesita:

$$1.300 + 250 + 300 = \textbf{1.850 kilocalorías totales diarias}$$

Como esta persona desea bajar de peso, no puede comer las 1.850 kilocalorías al día que nos dio el cálculo porque estas serían las indicadas para el mantenimiento de su peso corporal. Para bajar de peso debe ahorrar 500 kilocalorías diarias y así al final de los siete días de la semana habrá ahorrado 3.500 kilocalorías que equivalen a perder una libra de peso. Esto quiere decir que esta persona debe consumir diariamente **1.350 kilocalorías** (1.850 kilocalorías – 500 kilocalorías = 1.350 kilocalorías) para lograr una reducción de peso gradual enfocada en la quema de grasa. Perder una libra de peso a la semana significa que al final del mes habrá perdido 4 libras en total

CUERPO EN FORMA DE MANZANA

Jalón de espalda (página 224)

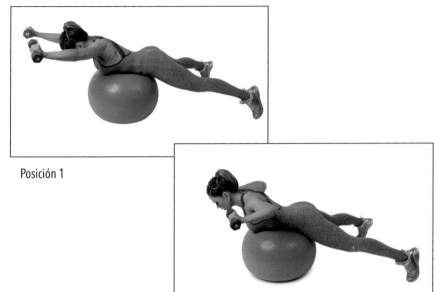

Posición 1

Posición 2

Flexión de piernas (página 225)

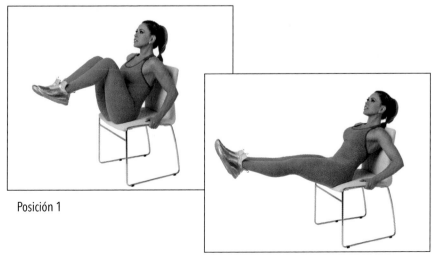

Posición 1

Posición 2

Giros laterales (página 225)

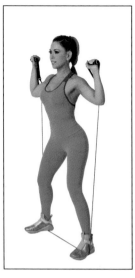

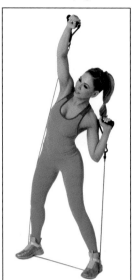

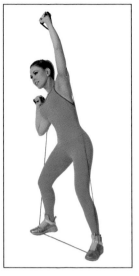

| Posición 1 | Posición 2 | Posición 3 |

Sentadilla (página 225)

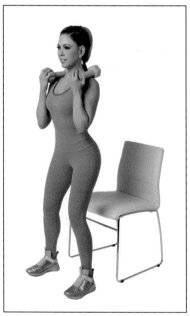

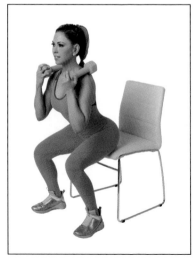

Posición 2

Posición 1

CUERPO EN FORMA DE PERA

Press de pecho inclinado con abdominal isométrico (página 226)

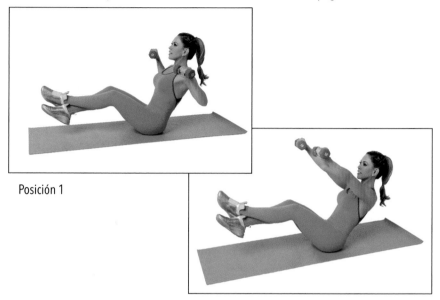

Posición 1

Posición 2

Plancha invertida (página 226)

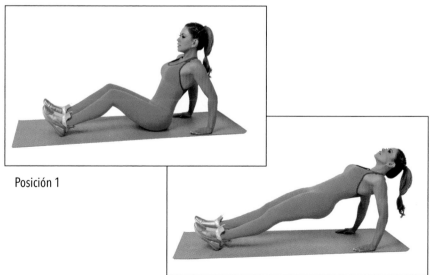

Posición 1

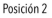

Posición 2

Tijera profunda (página 227)

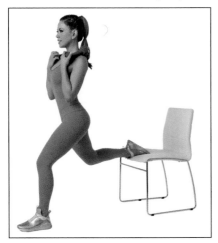

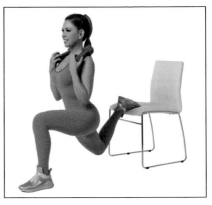

Posición 1

Posición 2

Puente con pierna individual (página 227)

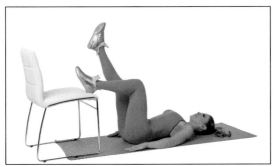

Posición 1

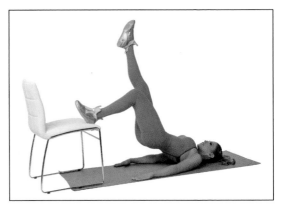

Posición 2

CUERPO EN FORMA DE REGLA

Remo individual (página 228)

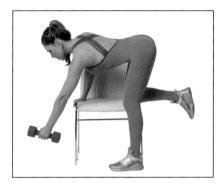

Posición 1

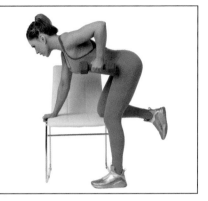

Posición 2

Plancha cruzada con pierna estirada (página 228)

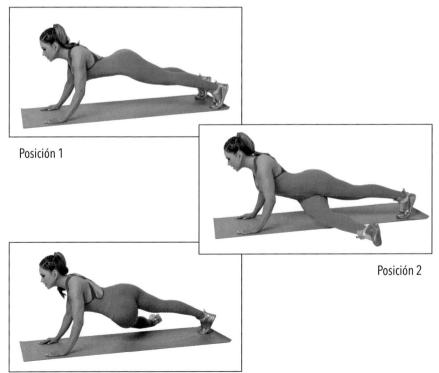

Posición 1

Posición 2

Posición 3

Sentadilla con piernas juntas *(página 228)*

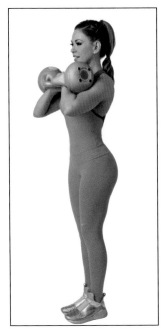

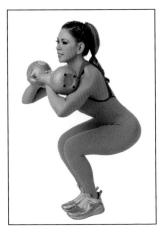

Posición 2

Posición 1

Tijera lateral *(página 229)*

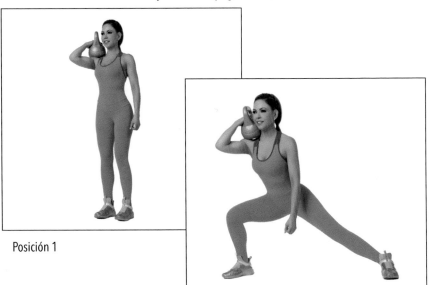

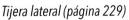

Posición 1

Posición 2

CUERPO EN FORMA DE RELOJ DE ARENA

Plancha lateral (página 229)

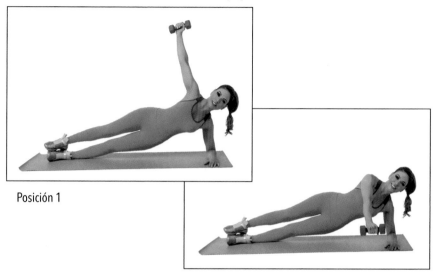

Posición 1

Posición 2

Abdominal (página 230)

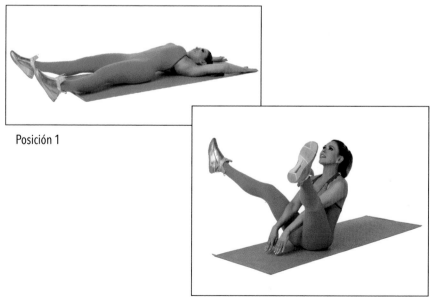

Posición 1

Posición 2

Peso muerto individual (página 230)

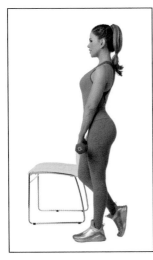

Posición 1

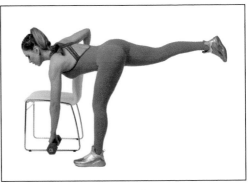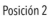

Posición 2

Levantamiento de glúteos (página 230)

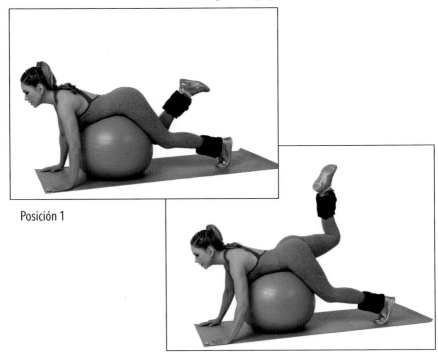

Posición 1

Posición 2

aunque también hay que tener en cuenta que el cuerpo al principio puede responder más rápidamente a los cambios nutricionales y a los nuevos retos físicos, por lo que es muy posible que experimente una pérdida de libras mayor al principio y luego se estabilice en una reducción progresiva y moderada.

Para lograr un ahorro calórico eficiente que se refleje en pérdida de grasa corporal conservando tu masa muscular, es indispensable que sigas un plan de alimentación saludable, equilibrado y bien estructurado que te suministre todos los nutrientes que tu cuerpo necesita para funcionar correctamente; te proporcione la suficiente energía para desarrollar tus actividades diarias y rutina de ejercicio; y te brinde una apariencia más radiante y fresca. A continuación te brindo un menú semanal saludable, balanceado y exquisito que te demuestra que en mi método para bajar de peso no tienes que pasar hambre ni tampoco dejar de comer. Por el contrario, te enseño a escoger los alimentos más nutritivos de cada uno de los grupos alimenticios, a ingerir las porciones justas y a combinarlos adecuadamente para que adelgaces comiendo y experimentes la maravilla de nutrir tu organismo con alimentos netamente naturales y deliciosos. Bajar de peso nunca fue tan fácil porque además de ofrecerte este infalible menú también te doy las recetas de cada uno de los platos para que te asegures de prepararlos de la manera correcta y garantices la ingesta de porciones y kilocalorías adecuadas.

El menú semanal para bajar de peso, mantener el peso corporal y aumentar la masa muscular es el mismo, precisamente para ejemplificarte que el modelo de alimentación y los principios nutricionales de mi método son uno solo; los factores que varían son: el total de kilocalorías diarias que requiere cada meta, las porciones indicadas para cada propósito, el número de comidas diarias, algunas recomendaciones alimenticias puntuales para cada caso y los suplementos nutricionales que recomiendo para complementar los entrenamientos físicos.

MENÚ SEMANAL PARA BAJAR DE PESO
Y REDUCIR EL PORCENTAJE DE GRASA CORPORAL

LUNES

Desayuno: Delicioso despertar
Huevos revueltos y avena con mango, granada o *pomegranate*
y semillas de chía

Merienda de la mañana: Golosina natural
Pera con almendras

Almuerzo: Sabor casero
Albóndigas de pavo en salsa de tomate natural con arroz integral
y ensalada

Merienda de la tarde: Fresca sensación
Licuado verde

Cena: Mosaico de nutrientes
Bacalao al horno con espárragos

MARTES

Desayuno: Destello de energía
Parfait de yogurt griego y tortas de atún

Merienda de la mañana: Saludable capricho
Yogurt de fruta congelado con kiwi

Almuerzo: Súper ensalada al estilo Claudia
Ensalada con pechuga de pollo, maíz y vegetales frescos

Merienda de la tarde: Sorprende tus sentidos
Jícama al horno con queso labneh

Cena: Manjar saludable
Hamburguesa de pavo con champiñones, acelgas y tomates cherry

MIÉRCOLES

Desayuno: Despierta tu metabolismo
Ensalada de claras de huevo con guacamole y *pancake* de calabaza

Merienda de la mañana: Bálsamo tropical
Papaya con queso cottage

Almuerzo: Mixtura de nutrientes
Camarones con quínoa roja y vegetales

Merienda de la tarde: Mi dulce secreto
Yogurt griego con cubos de gelatina

Cena: Deleite al paladar
Pechuga de pollo con tallarines de *zucchini* en salsa blanca

JUEVES

Desayuno: Vigoriza tu mañana
Omelette de huevo con zanahoria y albahaca, y cereal de fibra

Merienda de la mañana: Néctar natural
Licuado verde

Almuerzo: Exótica combinación
Salmón con Spirulina, puré de papa morada y ensalada

Merienda de la tarde: Pica sin remordimientos
Edamame y *chips* de kale

Cena: Sabores familiares
Pechuga de pollo rellena con aceitunas y habichuelas verdes

VIERNES

Desayuno: Levántate a brillar
Pizza de huevo con tomate y quínoa roja

Merienda de la mañana: Dulzura silvestre
Melón verde y melón cantalupo con pistachos

Almuerzo: Fusión de sabores
Pechuga de pollo en salsa de yogurt griego, papa dulce y ensalada

Merienda de la tarde: Antojo exprés
Chips de *zucchini* y zanahoria con queso cottage

Cena: Auténtico placer
Ensalada fresca de jícama con lomos de atún blanco, vegetales
y aguacate

SÁBADO
Desayuno: Energía al instante
Sándwich de pan pita integral con claras de huevo
y jugo de sandía con menta

Merienda de la mañana: Postre natural
Manzana con mantequilla de maní

Almuerzo: Sabores de mi tierra
Estofado de carne con calabaza y ensalada

Merienda de la tarde: Dulce aroma de café
Pudín de semillas de chía con café y nueces

Cena: Tacos dietéticos
Tacos de lechuga con pollo y corazones de alcachofa

DOMINGO
Desayuno: Amanecer inolvidable
Huevos de codorniz y *pancake* de avena con arándanos azules

Merienda de la mañana: Recuerdo de la abuela
Mousse de gelatina con frambuesas

Almuerzo: Equilibrio perfecto
Pescado blanco con semillas de chía, quínoa blanca
y coles de Bruselas

Merienda de la tarde: Sabor tropical
Pinchos de jamón de pavo, queso blanco y melón cantalupo

Cena: Meta cumplida
Pechuga de pollo con especias e hinojo al horno

Este saludable, apetitoso y variado menú te aportará entre 1.250
y 1.400 kilocalorías al día aproximadamente. Lo vas a seguir durante
una semana y al finalizarla puedes continuarlo al pie de la letra hasta
que logres tu propósito o hacerle tus adaptaciones conservando el
mismo modelo tanto del menú como de las porciones y las preparaciones de las recetas para que continúes el proceso de adelgazamiento
y sigas reduciendo tu grasa corporal de manera paulatina y duradera.

Para bajar de peso el manejo de las porciones es sumamente
importante; por eso aquí te ejemplifico con referencias visuales los
equivalentes de los alimentos que vas a consumir en mi menú:

- Los 5 dedos de la mano significan las 5 comidas del día.
- *Proteínas:* el tamaño de la palma de tu mano abierta sin los
  dedos.
- *Carbohidratos:* el tamaño standard del *mouse* de una compu-
  tadora.
- *Grasas:* la punta de tu dedo pulgar.
- *Frutos secos y semillas:* un puñado o la cantidad de unidades
  específicas de cada receta.
- *Vegetales cocinados:* el puño de tu mano.
- *Vegetales crudos:* las dos palmas de tus manos juntas.
- *Fruta entera:* una pelota de tenis.

Está claro que para lograr esta hermosa meta no es suficiente
solo aprender a nutrir tu cuerpo; también necesitas complementarla

con un apropiado plan de entrenamiento físico para que los alimentos que ingieres y el tipo de ejercicio que realices actúen en sincronía y precipiten tu reducción de peso y quema de grasa corporal.

PLAN DE ENTRENAMIENTO FÍSICO:
FASE QUEMA GRASA

La primera fase del plan de entrenamiento físico de mi método te llevará a lograr la figura de tus sueños estimulando la pérdida de grasa para que empieces a recuperar tu salud y le devuelvas la armonía a tu silueta que desafortunadamente se ha visto alterada por los depósitos de grasa que tienes distribuidos en diferentes zonas del cuerpo. Si llegaste a este capítulo, lo más probable es que pertenezcas a la morfología calypso en mujeres o al biotipo endomorfo en hombres, que caracteriza a las personas que almacenan grasa con mayor facilidad; sus músculos son flácidos, tienen un metabolismo lento y se les hace muy difícil ponerse en forma.

Para hacerle frente a esta realidad debes darle prioridad a dos tipos de entrenamiento que yo considero los reyes para este fin como son: el ejercicio cardiovascular y el entrenamiento por intervalos que además de ser tus aliados estéticos, benefician enormemente la salud de tu corazón, te ayudan a reducir el riesgo de enfermedades, mejoran tu circulación sanguínea, refuerzan tu sistema inmune, reducen el estrés y te hacen sentir más joven y vital.

RUTINA SEMANAL DE LA FASE QUEMA GRASA:
EJERCICIO CARDIOVASCULAR

Según el American College of Sports Medicine, el ejercicio cardiovascular, "cardio" o "aeróbico" como también se le conoce, es "una actividad que aumenta la frecuencia cardíaca y la respiración durante el uso de grandes grupos musculares de forma repetitiva y rítmica". La mayoría de las personas que quieren bajar de peso lo han practicado en su vida pero no todas han comprobado su efectividad porque simplemente no conocen el estado de su corazón y desconocen su "zona quema grasa" que es precisamente el rango cardíaco en el que el cuerpo utiliza más eficientemente la grasa como combustible. Como el objetivo de tu rutina de ejercicios es perder peso y reducir tu grasa corporal, es de vital importancia que conozcas cuál es tu zona quema grasa y te mantengas en ella el mayor tiempo posible para que incrementes sustancialmente la cantidad de grasa que quemas.

Calcular tu "zona quema grasa" es muy fácil y aunque no es una fórmula 100% exacta te da un rango bastante confiable. Te voy a enseñar cómo hacerlo para que lo empieces a aplicar desde ahora y lo sigas calculando en el futuro ya que usa la edad como el factor determinante. Una de las fórmulas más utilizadas para hacerlo es la siguiente: En primer lugar debes calcular tu frecuencia cardíaca máxima y a este valor aplicarle el 60% y el 70% que es el rango en el que quemamos más grasa. Aplica la siguiente fórmula de Tanaka, Monahan, & Seals (2001) publicada en el *Journal of the American College of Cardiology*:

$$208 - (0{,}7 \times \text{edad}) = \text{frecuencia cardíaca máxima}$$

Mira este ejemplo, de una mujer de 45 años:

$$208 - (0{,}7 \times 45) = 176{,}5 \text{ latidos por minuto}$$

La frecuencia cardíaca máxima de esta mujer será de 176,5, es decir, 176,5 es el 100% de su capacidad o dicho de otra manera es el ritmo cardíaco máximo que esta persona puede alcanzar en un ejercicio de esfuerzo sin poner en riesgo su salud. El siguiente paso es conocer su rango quema grasa que va del 60% al 70% de su frecuencia cardíaca máxima y para ello simplemente tienes que multiplicar el resultado por 0,6 y 0,7:

$$60\% \text{ (FCM): } 176{,}5 \times 0{,}6 = 105{,}9 \text{ latidos por minuto}$$
$$70\% \text{ (FCM): } 176{,}5 \times 0{,}7 = 123{,}5 \text{ latidos por minuto}$$

El rango cardíaco para que esta persona queme grasa es entre 105,9 y 123,5 latidos por minuto. Así que para quemar más grasa debe realizar su ejercicio cardiovascular en este rango de pulsaciones y mientras más tiempo permanezca en él, más grasa quemará porque el cuerpo la utilizará como gasolina durante todo el tiempo que camine, monte bicicleta, corra, etc. Es importante anotar que este valor puede variar si la persona ha tenido una cultura de hacer ejercicio a lo largo de su vida y tiene un nivel físico más elevado que el promedio de la población.

Ahora que ya conoces tu rango quema grasa tienes una herramienta muy útil para maximizar el tiempo que le dedicas a tu ejercicio diario y lograr que tu trabajo cardiovascular sea más efectivo. Pero dirás y ¿cómo sé en cuántas pulsaciones estoy? Bueno, para medir tus pulsaciones te recomiendo utilizar un monitor de frecuencia cardíaca, el cual puedes configurar con tus datos personales para que te dé una información más precisa. Existen múltiples opciones en el mercado así que corre a buscar el tuyo porque esta herramienta es indispensable para que aproveches realmente el tiempo que le dedicas a tu rutina diaria y veas resultados en menos tiempo. Muchas personas que utilizan un monitor de frecuencia cardíaca por primera vez se dan cuenta que no estaban ejercitándose eficientemente, por ello son de gran ayuda.

Cuando empieces a hacer mi plan alimenticio de reducción de grasa corporal estarás ingiriendo las kilocalorías justas que tu cuerpo necesita; de esta manera con el ejercicio cardiovascular que realices quemarás la grasa que ya tienes acumulada. Por esta razón te recomiendo que hagas ejercicio diario durante 45 minutos a una hora ya que los primeros 15 minutos corresponden al proceso de calentamiento y durante ese lapso no quemas grasa. Así que mientras más tiempo permanezcas en tu rango quema grasa después de los primeros 15 minutos de calentamiento, mayor será la cantidad de grasa que quemes. Algunos ejemplos de ejercicios cardiovasculares son: caminar, trotar, montar en bicicleta, remar, saltar cuerda, hacer aeróbicos, máquina elíptica, escaladora o jugar tenis, baloncesto o fútbol, entre otros.

ENTRENAMIENTO POR INTERVALOS

Este tipo de entrenamiento consiste en combinar tu ejercicio cardiovascular en el rango quema grasa con períodos cortos de alta intensidad que no sobrepasen los 2 minutos y realizar lapsos muy cortos de recuperación para mantener un ritmo intenso. Este tipo de ejercicio mejora tu respuesta hormonal, acelera tu metabolismo y favorece el gasto energético post-entrenamiento.

Estas son algunas formas muy efectivas de hacerlo:

- ✓ 2 minutos en tu rango quema grasa × 30 segundos de alta intensidad
- ✓ 4 minutos en tu rango quema grasa × 1 minuto de alta intensidad
- ✓ 8 minutos en tu rango quema grasa × 2 minutos de alta intensidad

Los tiempos cortos de alta intensidad debes hacerlos de acuerdo a tu tipo de cuerpo, estas son las indicaciones para cada uno:

CUERPO EN FORMA DE MANZANA

Las personas con cuerpo en forma de manzana que acumulan grasa principalmente en la parte superior del cuerpo o sea de la cintura hacia arriba, deben realizar los tiempos cortos enfocándose principalmente en el movimiento de los brazos en diferentes direcciones: hacia el frente, hacia arriba y hacia al lado manteniendo el estómago contraído y ejecutando los ejercicios con fuerza desde la cintura al estilo kickboxing o boxeo para que estimulen la pérdida de grasa localizada en la espalda, pecho, cintura, abdomen y brazos. Por ejemplo, si estás haciendo tu cardio en la caminadora, puedes hacer estos tiempos cortos moviendo los brazos mientras sigues caminando y esto elevará tu ritmo cardíaco increíblemente. Otra forma de hacerlo, es bajándote de la caminadora y pegándo puños a un saco de boxeo durante el tiempo corto que estés aplicando; al terminar regresas a la caminadora y sigues así sucesivamente hasta terminar tu tiempo de cardio. Estos movimientos los puedes hacer libres o con pesas muy livianas de entre 1 y 5 libras.

También te recomiendo el uso de la máquina elíptica que exige un movimiento coordinado de brazos y piernas sin impacto. Debes hacerla con un poco de resistencia y hacer más énfasis en el movimiento de los brazos que en la fuerza de las piernas.

CUERPO EN FORMA DE PERA

Las personas con cuerpo en forma de pera que acumulan grasa principalmente en la parte inferior del cuerpo o sea de la cintura hacia abajo, deben realizar los tiempos cortos enfocándose principalmente en el movimiento de las piernas haciendo ejercicios como sentadillas, tijeras, sentadillas laterales, entre otros, a un nivel aeróbico, ya sea aumentando la velocidad de los ejercicios o haciéndolos con pequeños saltos para estimular la pérdida de grasa localizada en caderas, piernas, glúteos y reducir la celulitis. Por ejemplo, si estás haciendo tu cardio en la caminadora, puedes hacer los intervalos aumentando la velocidad de la caminata o haciendo sentadillas poniendo los pies en la parte firme a cada lado de la máquina o bajándote de ella para realizar tijeras con desplazamiento o sentadillas con salto durante el tiempo corto que estés aplicando; al terminar regresas a la caminadora y sigues así sucesivamente hasta terminar tu tiempo de cardio. Estos movimientos los puedes hacer libres o con pesas muy livianas de entre 3 y 5 libras.

También te recomiendo el uso de la bicicleta que activa el movimiento de las piernas y te da la opción de ponerle un poco de resistencia para que al mismo tiempo que quemas la grasa de tus piernas y eliminas celulitis, también vayas moldeando y tonificando tus piernas.

CUERPO EN FORMA DE REGLA

Las personas con cuerpo en forma de regla que acumulan grasa principalmente en la parte media del cuerpo, deben realizar los tiempos cortos enfocándose principalmente en el movimiento de la cintura y del abdomen haciendo movimientos diagonales y transversales de torso: ejercicios de calistenia como las planchas, utilizando el peso del cuerpo y diferentes tipos de abdominales para estimular la pérdida de grasa localizada en la zona media. Por ejemplo, si estás haciendo tu cardio en la caminadora, puedes hacer los tiempos cortos aumentando la inclinación de la caminadora lo más que puedas sin agarrarte de la maquina o bajándote de ella para realizar escaladores (*mountain climbers*) o lagartijas (*push ups*) o abdominales de pie o abdominales con el peso del cuerpo durante el tiempo corto que estés aplicando; al terminar regresas a la caminadora y sigues así sucesivamente hasta terminar tu tiempo de cardio. Estos movimientos los puedes hacer libres, con pesas muy livianas de entre 3 y 5 libras o como lo dije anteriormente con tu propio peso.

También te recomiendo el uso de las escaleras y de la bicicleta con resistencia para que al mismo tiempo que quemas la grasa de la zona media estimules las fibras musculares de tu cadera y piernas para empezar a armonizar tu figura.

CUERPO EN FORMA DE RELOJ DE ARENA

Las personas con cuerpo en forma de reloj de arena que acumulan la grasa equilibradamente por todo el cuerpo, deben realizar los tiempos cortos combinando las instrucciones que le recomendé a los tres tipos de cuerpo anteriores para que estimulen la pérdida de grasa en la parte superior, en la parte inferior y en la zona media, ya que en su caso necesitan quemar la grasa que tienen distribuida alrededor de todo el cuerpo.

Te recomiendo variar tus ejercicios y hacer una combinación de las rutinas anteriores para que disminuyas tu porcentaje de grasa corporal integralmente.

Los principiantes deben realizar un período de acondicionamiento las dos primeras semanas para que vayan adquiriendo mayor resistencia, incrementen gradualmente su capacidad cardiopulmonar y hagan una transición suave entre la vida sedentaria a la que estaban acostumbrados y mi rutina de ejercicios. Durante este lapso de tiempo deben realizar ejercicio cardiovascular tres o cuatro veces por semana en sesiones de 35 minutos manteniéndose el mayor tiempo posible en el rango quema grasa después de realizar un calentamiento de 15 minutos y sin realizar intervalos. Al finalizar este tiempo de acondicionamiento pueden iniciar la rutina que les voy a mostrar a continuación, por supuesto empezando con una intensidad suave que deben ir incrementando a medida que se van sintiendo con mayor capacidad y adquieren mayor resistencia y fuerza.

RUTINA SEMANAL	
Primer día	45 minutos/1 hora de intervalos: 2 minutos en el rango quema grasa × 30 segundos de alta intensidad
Segundo día	45 minutos/1 hora todo el tiempo en el rango quema grasa
Tercer día	45 minutos/1 hora de intervalos: 4 minutos en el rango quema grasa × 1 minuto de alta intensidad
Cuarto día	45 minutos/1 hora todo el tiempo en el rango quema grasa
Quinto día	45 minutos/1 hora de intervalos: 8 minutos en el rango quema grasa × 2 minutos de alta intensidad
Sexto día	*Opcional* 45 minutos/1 hora de intervalos: 4 minutos en el rango quema grasa × 1 minuto de alta intensidad
Séptimo día	Descanso

Recuerda que siempre debes realizar 15 minutos de calentamiento y ten en cuenta que durante ese tiempo tu cuerpo no está quemando grasa, de allí la importancia de que completes el tiempo recomendado por sesión para que permanezcas un tiempo prudencial en tu rango quema grasa y aceleres la pérdida de peso o de grasa localizada. Te recomiendo implementar esta rutina cinco veces a la semana aunque si puedes complementarla con las indicaciones del sexto día que son opcionales, mucho mejor.

Durante esta fase te recomiendo complementar la rutina anterior con ejercicios de tonificación con pesos livianos en los que realices cuatro series de 20 a 25 repeticiones en cada una y en los que incluyas todos los grupos musculares dividiéndolos de la siguiente manera: tren inferior (pierna, glúteo y pantorrilla) dos veces por semana; tren superior (brazo, espalda y pecho) dos veces por semana y abdominales y cintura dos veces por semana. Para ello te recomiendo utilizar instrumentos como ligas, bandas elásticas, pelotas suizas, bolas medicinales, cables de suspensión, pesas para los tobillos, *steps*, entre otros. Alternar tu rutina quema grasa con ejercicios de tonificación es la forma ideal de acelerar tu metabolismo porque a medida que pierdes grasa y ganas músculo, quemas más kilocalorías en reposo.

Cuando alcances tu peso ideal y disminuyas tu porcentaje de grasa corporal, ya podrás dirigirte al capítulo de "Mantener el peso corporal" (página 158) para que realices los ajustes alimenticios necesarios y adaptes también los cambios concernientes al entrenamiento físico. En el caso de las mujeres también deben poner en práctica las instrucciones que les doy en el último capítulo para que aprendan a moldear su figura con los ejercicios idóneos para la forma de su cuerpo.

META:

Mantener el peso corporal

Si llegaste a este capítulo te felicito porque eso quiere decir que gozas de un peso corporal sano gracias a tus cuidados y a un metabolismo saludable, o que has logrado la gran meta de llegar a tu peso ideal después de experimentar sobrepeso o de estar por debajo de tu peso normal. Debes sentirte orgulloso de que tu evaluación dictaminó que estás dentro de los rangos recomendados, y para preservar este tesoro debes seguir cuidando de tu cuerpo a través de un régimen alimenticio saludable con las porciones indicadas y realizar también rutinas de ejercicio efectivas como las que encontrarás en este capítulo para mantener el peso, por supuesto conservando un porcentaje de grasa sano y desarrollando masa muscular para tener un cuerpo tonificado y firme por largo tiempo. Como tu asesora en este lindo proceso, mi mayor deseo es que conserves la figura de tus sueños cuidando de tu salud. Para que eso suceda y perdure en el tiempo, lo más importante es que aprendas los conceptos fundamentales que debes aplicar de ahora en adelante tanto en tu alimentación como en tus rutinas de ejercicio. Préstale mucha atención a la guía que te brindo a continuación.

Para empezar necesitas saber las kilocalorías diarias que debes consumir para mantener tu peso dentro de los rangos recomendados.

Para ello necesitas el dato de tu metabolismo basal, el que ya calculaste con la fórmula que te di en la sección donde hablamos de la tasa metabólica basal (ver página 98). Este valor constituye las kilocalorías mínimas que debes consumir al día para que tu cuerpo pueda desempeñar sus funciones vitales en completo reposo. Sin embargo, para calcular tus necesidades calóricas totales, debes tener en cuenta tanto tu metabolismo basal como tu actividad diaria y las kilocalorías que quemas mientras haces ejercicio. Es muy sencillo: al resultado de tu metabolismo basal vas a sumarle la cifra correspondiente a tu actividad diaria que tiene en cuenta tu ritmo de vida y tipo de trabajo. Escoge la tuya de acuerdo a la siguiente clasificación:

Actividad ligera: 250 kilocalorías
Actividad moderada: 500 kilocalorías
Actividad intensa: 750 kilocalorías

A este resultado vas a sumarle las kilocalorías que quemas durante tu actividad física para obtener el total de las kilocalorías diarias. Mira este ejemplo:

Una mujer cuyo metabolismo basal es de 1.300 kilocalorías, que tiene una actividad diaria ligera en la que quema aproximadamente 250 kilocalorías porque trabaja sentada todo el día y que realiza una rutina de ejercicio diaria en la que gasta aproximadamente 300 kilocalorías, necesita:

1.300 + 250 + 300 = **1.850 kilocalorías totales diarias**

Como esta persona desea mantener su peso corporal debe consumir **1.850 kilocalorías** al día. Esto ejemplifica el balance que debe existir entre las kilocalorías que ingiere y las que su cuerpo gasta durante un día para que su peso permanezca estable. Para que mantengas tu peso con una proporción adecuada de masa muscular y un porcentaje de grasa corporal dentro de los límites recomendados, es indispensable que sigas un plan de alimentación saludable, equilibrado y bien estructurado que te suministre todos los nutrientes que tu cuerpo necesita para funcionar correctamente, te provea de suficiente energía para desarrollar tus actividades diarias y rutina de ejercicio y te gratifique con una apariencia saludable y atractiva. A continuación te brindo un menú semanal saludable, balanceado y exquisito que integra los alimentos más nutritivos de cada uno de los grupos alimenticios; al mismo tiempo te oriento sobre la importancia de consumir las porciones indicadas y te enseño a combinarlos adecuadamente para que mantengas un peso estable disfrutando de una alimentación natural y variada. Ahora mantener tu peso y tu masa muscular es más fácil que nunca porque además del menú que te he elaborado también te doy las recetas de cada uno de los platos para que te asegures de prepararlos de la manera correcta y garantices la ingesta de porciones y kilocalorías adecuadas.

El menú semanal para bajar de peso, mantener el peso corporal y aumentar la masa muscular es el mismo, precisamente para ejemplificarte que el modelo de alimentación y los principios nutricionales de mi método son uno solo; los factores que varían son: el total de kilocalorías diarias que requiere cada meta, las porciones indicadas para cada propósito, el número de comidas diarias, algunas recomendaciones alimenticias puntuales para cada caso y los suplementos nutricionales que recomiendo para complementar los entrenamientos físicos.

MENÚ SEMANAL PARA MANTENER EL PESO CORPORAL

LUNES

Desayuno: Delicioso despertar
Huevos revueltos y avena con mango, granada o *pomegranate* y semillas de chía

Merienda de la mañana: Golosina natural
Pera con almendras

Almuerzo: Sabor casero
Albóndigas de pavo en salsa de tomate natural con arroz integral
y ensalada

Merienda de la tarde: Fresca sensación
Licuado verde

Cena: Mosaico de nutrientes
Bacalao al horno con espárragos

MARTES
Desayuno: Destello de energía
Parfait de yogurt griego y tortas de atún

Merienda de la mañana: Saludable capricho
Yogurt de fruta congelado con kiwi

Almuerzo: Súper ensalada al estilo Claudia
Ensalada con pechuga de pollo, maíz y vegetales frescos

Merienda de la tarde: Sorprende tus sentidos
Jícama al horno con queso labneh

Cena: Manjar saludable
Hamburguesa de pavo con champiñones, acelga y tomates cherry

MIÉRCOLES
Desayuno: Despierta tu metabolismo
Ensalada de claras de huevo con guacamole y *pancake* de calabaza

Merienda de la mañana: Bálsamo tropical
Papaya con queso cottage

Almuerzo: Mixtura de nutrientes
Camarones con quínoa roja y vegetales

Merienda de la tarde: Mi dulce secreto
Yogurt griego con cubos de gelatina

Cena: Deleite al paladar
Pechuga de pollo con tallarines de *zucchini* en salsa blanca

JUEVES

Desayuno: Vigoriza tu mañana
Omelette de huevo con zanahoria y albahaca, y cereal de fibra

Merienda de la mañana: Néctar natural
Licuado verde

Almuerzo: Exótica combinación
Salmón con Spirulina, puré de papa morada y ensalada

Merienda de la tarde: Pica sin remordimientos
Edamame y *chips* de *kale*

Cena: Sabores familiares
Pechuga de pollo rellena con aceitunas y habichuelas verdes

VIERNES

Desayuno: Levántate a brillar
Pizza de huevo con tomate y quínoa roja

Merienda de la mañana: Dulzura silvestre
Melón verde y melón cantalupo con pistachos

Almuerzo: Fusión de sabores
Pechuga de pollo en salsa de yogurt griego, papa dulce y ensalada

Merienda de la tarde: Antojo exprés
Chips de *zucchini* y zanahoria con queso cottage

Cena: Auténtico placer
Ensalada fresca de jícama con lomos de atún blanco, vegetales
y aguacate

SÁBADO
Desayuno: Energía al instante
Sándwich de pan pita integral con claras de huevo
y jugo de sandía con menta

Merienda de la mañana: Postre natural
Manzana con mantequilla de maní

Almuerzo: Sabores de mi tierra
Estofado de carne con calabaza y ensalada

Merienda de la tarde: Dulce aroma de café
Pudín de semillas de chía con café y nueces

Cena: Tacos dietéticos
Tacos de lechuga con pollo y corazones de alcachofa

DOMINGO
Desayuno: Amanecer inolvidable
Huevos de codorniz y *pancake* de avena con arándanos azules

Merienda de la mañana: Recuerdo de la abuela
Mousse de gelatina con frambuesas

Almuerzo: Equilibrio perfecto
Pescado blanco con semillas de chía, quínoa blanca
y coles de Bruselas

Merienda de la tarde: Sabor tropical
Pinchos de jamón de pavo, queso blanco y melón cantalupo

Cena: Meta cumplida
Pechuga de pollo con especias e hinojo al horno

Este saludable y balanceado menú te aporta de 1.750 a 1.900 kilocalorías al día aproximadamente. Ten en cuenta que las porciones que vas a encontrar en cada una de las recetas están calculadas con base en mi plan de reducción de peso, por lo tanto, para ti que quieres conservar un peso estable, debes realizar cinco comidas al día y ajustar tus porciones de la siguiente manera:

- *Proteínas:* entre 125 g y 150 g de proteína cruda
- *Huevos:* agrega de una a dos claras de huevo a cada receta de los desayunos a excepción del martes
- *Carbohidratos:* ½ taza crudos
- *Grasas:* una cucharada
- *Frutos secos:* un puñado
- *Semillas:* una cucharada de semillas remojadas o una cucharada pequeña de semillas secas
- *Vegetales cocinados:* entre uno y dos puños de tu mano
- *Vegetales crudos:* las dos palmas de tus manos juntas
- *Fruta:* ½ taza de fruta picada

En la etapa de mantenimiento puedes incorporar las legumbres (frijoles, garbanzos, lentejas, judías) a tu alimentación y siempre debes combinarlas con cereales, frutos secos, semillas o con proteína animal para que se conviertan en proteínas completas. La porción es una taza cocida entre la legumbre y su complemento. Por ejemplo: una taza de lentejas con arroz integral, una taza de garbanzos con quínoa o hummus con proteína animal, entre otras.

Este menú debes hacerlo durante una semana y puedes continuarlo al pie de la letra hasta que desees. Posteriormente hazle tus propias adaptaciones conservando el mismo modelo tanto del menú como de las porciones y las preparaciones de las recetas para que logres un efectivo mantenimiento de tu masa muscular y un peso constante.

Mi plan de alimentación para esta fase de mantenimiento está estructurado de manera que tu cuerpo permanezca con un porcentaje de grasa dentro de los niveles más bajos del rango saludable y fortalezcas tu masa muscular para que logres una figura tonificada, firme y con cierta definición.

Está claro que para prolongar esta fase de mantenimiento no es suficiente solo aprender a nutrir tu cuerpo; también necesitas complementarla con un apropiado plan de entrenamiento físico para que los alimentos que ingieres y el tipo de ejercicio que realices actúen en sincronía dando paso a ese cuerpo *fit* que tanto anhelas.

PLAN DE ENTRENAMIENTO FÍSICO: FASE DE MANTENIMIENTO

Si llegaste a este capítulo lo más probable es que pertenezcas a la morfología venus en mujeres o al biotipo mesomorfo en hombres, que caracteriza a las personas que tienen un metabolismo normal; son cuerpos con pesos promedio que pueden verse atléticos con mayor facilidad. Tienen predisposición a desarrollar músculos y no almacenan proporciones importantes de tejido graso.

Tener o llegar a tu peso ideal es un gran triunfo, sin embargo cabe la posibilidad de que a pesar de que tus cálculos arrojen números dentro de los rangos ideales, tengas grasa rebelde que te molesta o veas rollitos en ciertas áreas que quieres eliminar. En mi experiencia con los cientos de participantes de *Nuestra Belleza Latina* con quienes apliqué los principios de evaluación que te di anteriormente, encontré un factor común que refleja una realidad de la mujer actual, y es que a pesar de ser mujeres jóvenes con pesos normales presentaban porcentajes de grasa muy altos y proporciones de masa muscular muy bajas. En estos casos también utilicé la fase quema grasa en primera instancia para reducir sus porcentajes de grasa corporal combinándolos con ejercicios de tonificación con pesos livianos para conseguir que sus cuerpos tuvieran una apariencia más atlética y sana. Posteriormente me pude enfocar en la fase de aumento de masa muscular y de moldeamiento.

Este mismo principio quiero que lo apliques a tu realidad porque es el conducto regular que debes seguir si quieres un cuerpo tonificado, firme y con definición. Ahora, si estás pensando, "yo no quiero definir mi cuerpo, solo deseo tener un peso adecuado", de todas maneras te recomiendo implementar el ejercicio cardiovascular y entrenamiento de intervalos porque no solo se trata de verse bien sino también de ejercitarte para tener una buena salud y bienestar ahora y en el futuro.

RUTINA SEMANAL DE LA FASE DE MANTENIMIENTO

Todas mis recomendaciones para quemar grasa las encuentras en el capítulo de pérdida de peso y reducción de grasa corporal. Si deseas un cuerpo *fit*, tonificado y con cierto grado de definición, debes practicar mi rutina entre cuatro y cinco veces por semana realizando sesiones de 45 minutos, mientras que si quieres tener un peso adecuado y la definición no te interesa, debes realizar la rutina entre tres y cuatro veces por semana realizando sesiones de 30 minutos.

Cuando tu porcentaje de grasa se haya reducido lo suficiente, tienes dos alternativas para ponerte en forma y mantener activo tu metabolismo: conservar tu masa muscular entrenando con pesos moderados que te permitan realizar entre 12 y 15 repeticiones por serie o aumentar volumen en ciertas áreas, para lo cual te recomiendo implementar las instrucciones que encuentras en el capítulo para aumentar la masa muscular junto con las indicaciones que te ofrezco en el capítulo de moldeamiento al final del libro.

SUPLEMENTO RECOMENDADO

Cuando llegues a esta etapa te recomiendo beber durante las rutinas de pesas únicamente, los aminoácidos de cadena ramificada, o BCAA, que son suplementos muy efectivos y seguros porque contienen tres aminoácidos esenciales (leucina, isoleucina y valina), que cumplen papeles muy importantes en la construcción de músculo, ayudan a mejorar el rendimiento físico y disminuyen el tiempo de recuperación y el dolor que tanto agobia a las personas después del ejercicio. Estos aminoácidos son muy valiosos dentro de tu plan de entrenamiento porque evitan la pérdida de masa muscular, convierten la grasa en energía con mayor facilidad y maximizan el efecto de las proteínas en el organismo, haciendo que tu cuerpo aproveche de manera más efectiva cada gramo de proteína de alta calidad que consumes en la dieta.

La siguiente rutina combina las dos fases para que mantengas un cuerpo sano y firme.

RUTINA SEMANAL	
Primer día	Entrenamiento tren inferior (pierna, glúteo y pantorrilla)
Segundo día	Rutina quema grasa por intervalos/ abdominales y cintura
Tercer día	Entrenamiento tren superior (brazo, espalda y pecho) al final rutina quema grasa en el rango quema grasa
Cuarto día	Entrenamiento tren inferior (pierna, glúteo y pantorrilla) al final rutina quema grasa en el rango quema grasa
Quinto día	Entrenamiento tren superior (brazo, espalda y pecho) al final rutina quema grasa por intervalos
Sexto día	*Opcional* Rutina quema grasa por intervalos/ abdominales y cintura
Séptimo día	Descanso

Para determinar el rango cardíaco en el que quemas grasa debes leer el capítulo de pérdida de peso para que hagas tu cálculo y con base en él realices tus rutinas cardiovasculares más eficientemente. Las mujeres también deben incorporar a esta rutina de entrenamiento los ejercicios que les muestro en el último capítulo del libro para moldear su figura de acuerdo a la forma de su cuerpo.

META:

Aumentar el peso corporal e incrementar la masa muscular

Si llegaste a este capítulo es porque tu evaluación dictaminó que necesitas subir de peso no aumentando libras de grasa sino embarneciendo tu cuerpo incrementando tu masa muscular; aunque no es un proceso fácil ni rápido, por mi propia experiencia te digo que sí se puede lograr si eres disciplinado y sigues cada uno de los lineamientos que te expongo en esta sección sin excluir ninguno. Debes entender que este es un proyecto a largo plazo, por lo tanto llénate de fortaleza y paciencia para proseguir y perseverar aunque los resultados en un principio no sean muy notorios. En muchos casos el cuerpo no reacciona tan rápido como quisiéramos pero si continúas con determinación y tienes una disciplina férrea, a mediano plazo tu cuerpo va a responder por la suma de kilocalorías y por el entrenamiento efectivo al que has sometido a tus músculos. Como tu asesora en este fascinante camino mi mayor deseo es que logres tu propósito en el menor tiempo posible y aprendas los conceptos fundamentales para que conozcas a tu cuerpo y le des la importancia que merece cada una de las partes de este proyecto tan importante en tu vida, así que manos a la obra.

Para empezar necesitas saber las kilocalorías diarias que debes consumir para aumentar de peso e incrementar la masa muscular. Para ello necesitas el dato de tu metabolismo basal, el que ya calculaste con la fórmula que te di en la sección donde hablamos de la tasa metabólica basal (ver página 98). Este valor constituye las kilocalorías mínimas que debes consumir al día para que tu cuerpo pueda desempeñar sus funciones vitales en completo reposo. Sin embargo, para calcular tus necesidades calóricas totales, debes tener en cuenta tanto tu metabolismo basal como tu actividad diaria y las kilocalorías que quemas mientras haces ejercicio. Es muy sencillo: al resultado de tu metabolismo basal vas a sumarle la cifra correspondiente a tu actividad diaria que tiene en cuenta tu ritmo de vida y tipo de trabajo. Escoge la tuya de acuerdo a la siguiente clasificación:

Actividad ligera:	250 kilocalorías
Actividad moderada:	500 kilocalorías
Actividad intensa:	750 kilocalorías

A este resultado vas a sumarle las kilocalorías que quemas durante tu actividad física para obtener el total de las kilocalorías diarias. Mira este ejemplo:

Una mujer cuyo metabolismo basal es de 1.300 kilocalorías, que tiene una actividad diaria ligera en la que quema aproximadamente 250 kilocalorías porque trabaja sentada todo el día y que realiza una rutina de ejercicio diaria en la que gasta aproximadamente 300 kilocalorías, necesita:

$$1.300 + 250 + 300 = \textbf{1.850 kilocalorías totales diarias}$$

Como esta persona desea aumentar de peso, no puede comer las 1.850 kilocalorías al día que nos dio el cálculo porque estas solo alcanzarían la cuota para el mantenimiento de su peso corporal. Como el metabolismo de esta persona trabaja muy aceleradamente, necesita un suministro permanente de alimentos para que el cuerpo a lo largo del día permanezca en una continua fase de crecimiento y siempre cuente con los nutrientes necesarios para seguir regenerando y creando nuevas fibras musculares. Esto quiere decir que esta persona debe consumir diariamente **2.350 kilocalorías** (1.850 kilocalorías + 500 kilocalorías = 2.350 kilocalorías) para lograr un aumento de músculo significativo.

Para lograr una cuota calórica eficiente que se refleje en aumento de masa muscular, es indispensable que sigas un plan de alimentación saludable, equilibrado y bien estructurado que te suministre todos los nutrientes que tu cuerpo necesita para funcionar correctamente, te proporcione la suficiente energía para desarrollar tus actividades diarias e intensas rutinas de ejercicio y te premie con una apariencia más voluminosa y fuerte. A continuación te brindo un menú semanal saludable, balanceado y exquisito que te demuestra que en mi método para subir de peso de manera saludable debes comer en mayores proporciones pero siempre cuidando la calidad de los alimentos que ingieres para que las libras que ganes no correspondan a un incremento de grasa sino de puro músculo. Con este modelo de alimentación quiero que aprendas a escoger los alimentos más nutritivos de cada uno de los grupos alimenticios, reconozcas las porciones que debes consumir y sepas combinarlos adecuadamente de manera que tengas un conocimiento integral que te lleve al éxito en el manejo de tu peso corporal. Aumentar de peso y tener un cuerpo musculoso y fuerte está ahora a tu alcance porque además de este efectivo menú también te doy las recetas de cada uno de los platos para que te asegures de prepararlos de la manera correcta y garantices la ingesta de porciones y kilocalorías adecuadas.

El menú semanal para bajar de peso, mantener el peso corporal y aumentar la masa muscular es el mismo, precisamente para ejemplificarte que el modelo de alimentación y los principios nutricionales de mi método son uno solo; los factores que varían son: el total de kilocalorías diarias que requiere cada meta, las porciones indicadas para cada propósito, el número de comidas diarias, algunas recomendaciones alimenticias puntuales para cada caso y los suplementos nutricionales que recomiendo para complementar los entrenamientos físicos.

MENÚ SEMANAL PARA AUMENTAR EL PESO CORPORAL E INCREMENTAR LA MASA MUSCULAR

LUNES

Desayuno: Delicioso despertar

Huevos revueltos y avena con mango, granada o *pomegranate* y semillas de chía

Merienda de la mañana: Golosina natural

Pera con almendras

Almuerzo: Sabor casero

Albóndigas de pavo en salsa de tomate natural con arroz integral y ensalada

Merienda de la tarde: Fresca sensación

Licuado verde

Cena: Mosaico de nutrientes

Bacalao al horno con espárragos

MARTES

Desayuno: Destello de energía

Parfait de yogurt griego y tortas de atún

Merienda de la mañana: Saludable capricho

Yogurt de fruta congelado con kiwi

Almuerzo: Súper ensalada al estilo Claudia

Ensalada con pechuga de pollo, maíz y vegetales frescos

Merienda de la tarde: Sorprende tus sentidos

Jícama al horno con queso labneh

Cena: Manjar saludable
Hamburguesa de pavo con champiñones, acelga y tomates cherry

MIÉRCOLES
Desayuno: Despierta tu metabolismo
Ensalada de claras de huevo con guacamole y *pancake* de calabaza

Merienda de la mañana: Bálsamo tropical
Papaya con queso cottage

Almuerzo: Mixtura de nutrientes
Camarones con quínoa roja y vegetales

Merienda de la tarde: Mi dulce secreto
Yogurt griego con cubos de gelatina

Cena: Deleite al paladar
Pechuga de pollo con tallarines de *zucchini* en salsa blanca

JUEVES
Desayuno: Vigoriza tu mañana
Omelette de huevo con zanahoria y albahaca, y cereal de fibra

Merienda de la mañana: Néctar natural
Licuado verde

Almuerzo: Exótica combinación
Salmón con Spirulina, puré de papa morada y ensalada

Merienda de la tarde: Pica sin remordimientos
Edamame y *chips* de *kale*

Cena: Sabores familiares
Pechuga de pollo rellena con aceitunas y habichuelas verdes

VIERNES

Desayuno: Levántate a brillar
Pizza de huevo con tomate y quínoa roja

Merienda de la mañana: Dulzura silvestre
Melón verde y melón cantalupo con pistachos

Almuerzo: Fusión de sabores
Pechuga de pollo en salsa de yogurt griego, papa dulce y ensalada

Merienda de la tarde: Antojo exprés
Chips de zucchini y zanahoria con queso cottage

Cena: Auténtico placer
Ensalada fresca de jícama con lomos de atún blanco, vegetales y aguacate

SÁBADO

Desayuno: Energía al instante
Sándwich de pan pita integral con claras de huevo y jugo de sandía con menta

Merienda de la mañana: Postre natural
Manzana con mantequilla de maní

Almuerzo: Sabores de mi tierra
Estofado de carne con calabaza y ensalada

Merienda de la tarde: Dulce aroma de café
Pudín de semillas de chía con café y nueces

Cena: Tacos dietéticos
Tacos de lechuga con pollo y corazones de alcachofa

DOMINGO

Desayuno: Amanecer inolvidable
Huevos de codorniz y *pancake* de avena con arándanos azules

Merienda de la mañana: Recuerdo de la abuela
Mousse de gelatina con frambuesas

Almuerzo: Equilibrio perfecto
Pescado blanco con semillas de chía, quínoa blanca
y coles de Bruselas

Merienda de la tarde: Sabor tropical
Pinchos de jamón de pavo, queso blanco y melón cantalupo

Cena: Meta cumplida
Pechuga de pollo con especias e hinojo al horno

Este completo y equilibrado menú te aporta de 2.250 a 2.500 kilocalorías al día aproximadamente. Ten en cuenta que las porciones que vas a encontrar en cada una de las recetas están calculadas con base en mi plan de reducción de peso, por lo tanto, para ti que quieres aumentar músculo, debes realizar de seis a siete comidas al día y comer más seguido, ya sea cada dos horas o dos horas y media, y ajustar tus porciones de la siguiente manera:

- *Proteínas:* entre 150 g y 175 g de proteína cruda
- *Huevos:* agrega de dos a tres claras de huevo a cada receta de los desayunos a excepción del martes
- *Carbohidratos:* de ½ taza a ¾ de carbohidrato crudo
- *Grasas:* una cucharada
- *Frutos secos:* un puñado y medio
- *Semillas:* una cucharada de semillas remojadas o una cucharada pequeña de semillas secas
- *Vegetales cocinados:* los que desees

- *Vegetales crudos:* los que desees
- *Fruta:* ¾ taza de fruta picada

En la etapa de aumento de peso puedes incorporar las legumbres (frijoles, garbanzos, lentejas, judías) a tu alimentación y siempre debes combinarlas con cereales, frutos secos, semillas o con proteína animal para que se conviertan en proteínas completas. La porción es 1¼ cocida entre la legumbre y su complemento. Por ejemplo: lentejas con arroz integral, garbanzos con quínoa o hummus con proteína animal, entre otras.

En el menú vas a encontrar cinco comidas al día, así que debes complementar una o dos comidas extras con batidos de proteína de suero de leche de fácil asimilación sin carbohidrato para que lo utilices de la siguiente manera: Antes de entrenar debes tomarlo con un carbohidrato complejo como avena y fruta, mientras que el que tomes inmediatamente después del entrenamiento debe ser solo con el polvo de proteína sin fruta y sin carbohidrato.

Debo resaltar que si sigues este plan bien comprometido y al pie de la letra, y cumples con todas las indicaciones que te daré a continuación sobre la forma correcta de entrenar, podrás aumentar tu masa muscular hasta llegar a tu peso ideal con un nivel bajo de grasa y un porcentaje de masa muscular adecuado, al igual que lo logré yo. Quiero destacar que llegué a esta meta después de un trabajo intenso y consistente en el gimnasio acompañando de mucha disciplina para permanecer fiel a mi plan alimenticio. Pero valió la pena porque desde que gozo de un peso adecuado para mi estatura y de un IMC en los rangos saludables, he seguido la fase de mantenimiento con la que he conservado todos mis logros a nivel físico con una alimentación saludable y con la libertad de usar los suplementos deportivos ya sea como sustitutos de una comida simplemente por practicidad o en etapas en las que quiero desarrollar más masa muscular y lograr una mayor definición.

Este menú debes hacerlo durante una semana y puedes continuarlo al pie de la letra hasta que desees. Hazle tus propias adaptaciones conservando el mismo modelo tanto del menú como de las porciones y las preparaciones de las recetas para que logres un permanente crecimiento de tu masa muscular y un aumento de peso continuo.

Para lograr una ganancia importante de músculo y estimular el crecimiento de nuevas fibras musculares no solo te hace falta nutrir tu cuerpo y bañarlo constantemente de nutrientes; también necesitas implementar un plan de entrenamiento físico muy bien pensado y excelentemente ejecutado para que los alimentos que ingieres y el tipo de ejercicio que realices actúen en sincronía dando paso a ese cuerpo *fit* y musculoso que tanto anhelas.

PLAN DE ENTRENAMIENTO FÍSICO: FASE DE AUMENTO DE PESO Y MASA MUSCULAR

Si llegaste a este capítulo puede ser por dos razones; porque perteneces a la morfología diana en mujeres o al biotipo ectomorfo en hombres, que caracteriza a las personas muy delgadas que les cuesta mucho ganar peso, tienen un metabolismo muy rápido y que por más que comen se les dificulta ganar masa muscular y no acumulan grasa con facilidad; o porque deseas ganar volumen en ciertas zonas teniendo un peso adecuado. Si perteneces al primer grupo, quiere decir que tu porcentaje de grasa es bajo por genética y debes seguir estrictamente el plan de alimentación que te di anteriormente y realizar rigurosamente la rutina de ejercicios que te explicaré a continuación. Si perteneces al segundo grupo, te recomiendo adoptar los conceptos de los ejercicios, los pesos, los descansos, etc., para que los apliques en los entrenamientos de tonificación, y estimules el crecimiento muscular sin descuidar el ejercicio cardiovascular y de intervalos que te recomendé en la rutina de mantenimiento, porque estos son los que te ayudarán a conservar un porcentaje de grasa bajo.

Arriba ese ánimo y manos a la obra porque hay mucho trabajo por hacer.

RUTINA SEMANAL DE LA FASE DE AUMENTO DE PESO Y MASA MUSCULAR

Para cualquier meta física es indispensable que exista una relación cercana entre la alimentación y el ejercicio; pero cuando hablamos de un plan de ganancia de músculo debe existir una luna de miel permanente, porque es la única manera en que tu cuerpo aprovechará los macronutrientes extras que estás consumiendo y junto con los ejercicios de fuerza que realices, provoques que tus fibras musculares estén en un continuo proceso anabólico o de crecimiento. Dicho de otra manera, por más proteína que comas si no entrenas o tus rutinas son muy suaves, no vas a lograr la hipertrofia que esperas porque tus músculos necesitan el estímulo del ejercicio intenso para crecer.

Una forma práctica de monitorear qué tan intenso has entrenado es por la sensación de cansancio después de las rutinas. Lo ideal es terminar tus entrenamientos muy cansado para que ocasiones el desgarre o rompimiento de la mayor cantidad de fibras musculares y el cuerpo tenga que ponerse las pilas a trabajar para regenerar las que se afectaron y formarlas aún más fuertes y resistentes. De esta manera estarás generando un aumento de tu masa muscular y una ganancia de volumen en el área trabajada. ¿Cómo puedes lograr esto? A continuación te explico los tipos de ejercicios más efectivos para que logres tu propósito.

ENTRENAMIENTO DE FUERZA

Consiste en hacer entrenamientos a base de rutinas con instrumentos como pesas, barras, máquinas, cables, discos; es decir, ejercicios que te dan la posibilidad de utilizar bastante peso. Para realizarlo necesitas utilizar cargas pesadas, cuyo significado varía de una persona a otra pues depende de la capacidad y de la fuerza de cada uno. Utiliza la siguiente norma para determinar la tuya: usa el peso que te permita realizar entre 8 y 10 repeticiones con dificultad, no más de 10, sin comprometer la técnica del ejercicio para que evites lesionarte. Recuerda que antes de pensar en alcanzar una meta física, debes tener como prioridad el cuidado de tu salud y hacer ejercicio como un método para procurar tu cuerpo hoy, con miras a tener un mayor bienestar en el futuro. Si no estás seguro de cómo se hace un ejercicio, investiga e infórmate antes de someterte a un esfuerzo grande sin conocer los riesgos. Realizar entrenamientos de fuerza usando una cinturilla deportiva es la forma más segura de ejecutarlos para evitar lesiones ya que estas funcionan como un refuerzo en la zona lumbar y le brindan una mayor estabilidad a la espina dorsal cuando realizas ejercicios con cargas pesadas como es el caso de las sentadillas, tijeras, peso muerto, ejercicios de glúteo, *press* en banca, entre muchos otros.

Otro factor de vital importancia en este tipo de entrenamiento es la gran repercusión que tiene la velocidad con que realizas los ejercicios. Si estás haciendo un movimiento con un peso importante, es primordial que tengas un control de tu cuerpo en la zona media para que mantengas el balance y puedas ejecutar de manera segura cada repetición con un promedio de 4 segundos bajando y 4 segundos subiendo. Hacer cada repetición lentamente maximizará tus resultados y te ayudará a proteger tus articulaciones para que estén sanas y puedas ir incrementando la fuerza a medida que tu masa muscular va creciendo.

Otro aspecto importante a considerar es el descanso entre series. Cuando termines la octava o décima repetición de un ejercicio, debes esperar dos minutos para realizar la siguiente serie. La idea es que le des descanso al músculo para que tenga la fuerza suficiente y responda con eficiencia al siguiente esfuerzo.

EJERCICIOS COMPUESTOS

Los ejercicios compuestos son ejercicios complejos que se centran en movimientos y no en músculos aislados; se basan en la acción coordinada de varios grupos musculares y utilizan dos o más articulaciones al mismo tiempo. Son muy efectivos porque implican una gran cantidad de masa muscular y por ello aumentan la secreción de hormonas que propician el crecimiento. Algunos ejemplos de estos son: sentadillas, tijeras, peso muerto, *press* de banca, las dominadas en barra fija o peso muerto.

Para estructurar una rutina completa debes realizar:

- Entre cinco y seis ejercicios por día que no sobrepasen una hora de entrenamiento.
- Cuatro series de cada ejercicio.
- De 8 a 10 repeticiones por serie.

Aunque existen muchas teorías que argumentan que una persona no debe realizar ejercicio cardiovascular si desea aumentar su masa muscular, yo sí te recomiendo practicarlo por varios motivos. Primero, debes cumplir tus metas físicas teniendo como prioridad tu salud y sin tomar medidas que puedan afectarla a largo plazo; es reconocido el valioso aporte del cardio para prevenir enfermedades y mantener un cuerpo ágil y vital. Segundo, si no lo practicas no solo aumentarás la masa muscular sino también la grasa, y esta al cubrir tus músculos, empañará el trabajo que estás haciendo para desarrollarlos y definirlos. Y tercero, porque a medida que practicas ejercicio aeróbico tu corazón se fortalece, tienes más resistencia y cumples con todas las destrezas que forman parte de un cuerpo atlético integral.

¿Cuánto es lo recomendable? Te aconsejo que lo practiques entre tres y cuatro veces por semana después de tus rutinas de pesas y que no exceda los 30 minutos por día. Este aspecto lo debes manejar a ojo: cuando notes que tu grasa está aumentando, extiende el tiempo de cardio.

Anteriormente te hablé de la importancia del descanso para la salud, y en este tema debo mencionarlo nuevamente porque es un factor decisivo en tu gran proyecto de ganar volumen. La falta de sueño puede afectar el proceso de recuperación y regeneración de los tejidos que se dañan durante el entrenamiento, haciendo que se prolongue el tiempo total de recuperación, mientras que un descanso profundo y reparador es el abono perfecto que necesitan tus músculos para crecer y florecer.

De igual manera debo destacar la labor de una correcta hidratación porque al consumir una mayor cantidad de proteína, necesitas facilitar la labor de los riñones para que eliminen todas las sustancias tóxicas resultantes de los procesos metabólicos de las proteínas. También recuerda la importancia de consumir agua antes, durante y después del ejercicio porque te ayuda a mantener los músculos hidratados y realizar los movimientos sin riesgos de lesión.

SUPLEMENTOS RECOMENDADOS

Para lograr un volumen significativo debes suplementarte con batidos de proteína de suero de leche de fácil asimilación antes y después de la rutina de ejercicios como te indiqué anteriormente. Estos suplementos tienen la función de ayudarte a cumplir con la cuota diaria de macronutrientes si realizas rutinas de ejercicio intensas y con la frecuencia recomendada, de lo contrario no es necesario que los tomes. Manéjalos como un comodín: si estás entrenando menos días de los recomendados, tómate solo uno y si no estás haciendo ejercicio, no los consumas.

Durante las rutinas de ejercicio te recomiendo beber los aminoácidos de cadena ramificada, o BCAA, que son suplementos muy efectivos y seguros porque contienen tres aminoácidos esenciales (leucina, isoleucina y valina), que cumplen papeles muy importantes en la construcción de músculo, ayudan a mejorar el rendimiento físico y disminuyen el tiempo de recuperación y el dolor posterior al ejercicio. Estos aminoácidos son muy valiosos dentro de tu plan de entrenamiento porque evitan la pérdida de masa muscular, convierten la grasa en energía con mayor facilidad y maximizan el efecto de las proteínas en el organismo, haciendo que tu cuerpo aproveche de manera más efectiva cada gramo de proteína de alta calidad que consumes en la dieta.

RUTINA SEMANAL	
Primer día	Entrenamiento tren inferior (pierna, glúteo y pantorrilla) 30 minutos de cardiovascular
Segundo día	Entrenamiento tren superior (brazo, espalda y pecho) 30 minutos de cardiovascular y abdominales
Tercer día	Descanso
Cuarto día	Entrenamiento tren inferior (pierna, glúteo y pantorrilla) 30 minutos de cardiovascular
Quinto día	Entrenamiento tren superior (brazo, espalda y pecho) 30 minutos de cardiovascular y abdominales
Sexto día	*Opcional* Entrenamiento por intervalos realizando ejercicios funcionales con el peso del cuerpo
Séptimo día	Descanso

Realiza esta rutina disciplinadamente; y en el caso de las mujeres, les recomiendo también integrar los ejercicios del último capítulo del libro en el que les explico cómo moldear su cuerpo para que no solo aumenten su masa muscular, sino que también aprendan cómo lograr una figura más proporcionada y simétrica.

Las delicias de Claudia

Recetas saludables, balanceadas y deliciosas
con los frutos de la naturaleza

A continuación te presento el recetario con todas las preparaciones de los platos de mi menú. Las porciones que encuentras en cada preparación son para una persona y están basadas en el plan de pérdida de peso y reducción de grasa corporal, así que si tu meta es mantenerte o aumentar de peso, debes aplicar las porciones que te recomendé en cada capítulo.

LUNES
DESAYUNO: DELICIOSO DESPERTAR

Huevos revueltos y avena con mango, granada
o pomegranate y semillas de chía

Ingredientes
Para los huevos
1 huevo entero
1 clara de huevo
1 cucharada de leche de almendras sin azúcar
1 pizca de sal rosa del Himalaya

Para la avena
½ taza de agua
¼ taza de avena en hojuelas
1 tajada de mango, picada
¼ taza de granada o *pomegranate*, desgranada
1 cucharada de semillas de chía, remojadas.
Más adelante te explico cómo hacerlo.

Bebida
1 vaso de leche de almendras sin azúcar de 8 onzas
stevia al gusto

Preparación

Los huevos revueltos

1. Bate los huevos con la cucharada de leche y agrega la pizca de sal.
2. Pon un sartén a fuego lento, rocíalo con un spray antiadherente, revuelve hasta que alcancen el grado de cocción que te gusta, y reserva.

La avena

Al mismo tiempo, en una olla pequeña, pon a cocinar la avena en agua y revuelve hasta que tenga una contextura espesa. Vierte la avena caliente en una taza, agrégale el mango previamente picado, la granada o *pomegranate* desgranada y las semillas de chía remojadas.

Servir

Los huevos, la avena y el vaso de leche de almendras y endulza con stevia si deseas.

MERIENDA DE LA MAÑANA: GOLOSINA NATURAL

Pera con almendras

Ingredientes

1 pera pequeña, picada
6 almendras

Servir
La pera picada con las almendras.

ALMUERZO: SABOR CASERO

Albóndigas de pavo en salsa de tomate natural con arroz integral y ensalada

Ingredientes

Para las albóndigas
100 g de pavo molido 99% libre de grasa
1 pizca de sal rosa del Himalaya
1 pizca de orégano

Para la salsa de tomate natural
1 taza de agua
2 tomates rojos
1 tallo de cebollín
3 hojas de albahaca
1 pizca de sal rosa del Himalaya

Para el arroz
1 taza de agua
¼ taza de zanahoria cruda, picada
½ cucharada de aceite de oliva

1 pizca de sal rosa del Himalaya
¼ taza de arroz integral

Para la ensalada
1 taza de espinacas
¼ pimiento amarillo, cortado en cuadros
½ pepino, cortado en cuadros
½ cucharada de vinagre balsámico

Preparación
Las albóndigas y la salsa de tomate natural
1. Pon en un tazón el pavo molido, la sal y el orégano, mezcla, forma las albóndigas y reserva.
2. Licúa en una taza de agua, los tomates, el cebollín, la albahaca y una pizca de sal. Traslada esta salsa a una olla, agrega las albóndigas y cocina durante 20 minutos a fuego lento para que las albóndigas queden jugosas.

El arroz
Vierte una taza de agua en una olla, agrega la zanahoria picada, el aceite de oliva, una pizca de sal rosa del Himalaya y ponla a fuego alto. Cuando hierva, agrega el arroz integral lavado, mézclalo, tápalo y bájalo a fuego lento. Revísalo periódicamente y antes de que se seque completamente, vierte un poco de agua en el centro y repite si es necesario hasta que los granos abran.

La ensalada
Rocía las espinacas, el pimiento amarillo y el pepino con el vinagre balsámico y tu ensalada está lista.

Servir
En un plato sirve las albóndigas, el arroz integral y la ensalada con su aderezo.

MERIENDA DE LA TARDE: FRESCA SENSACIÓN

Licuado verde

Ingredientes

1 pepino pequeño sin cáscara
1 zanahoria pequeña pelada
½ cucharada de Spirulina en polvo
1 vaso de agua de coco tierno de 8 onzas
jugo de un limón
stevia al gusto

Preparación

Licúa todos los ingredientes, sirve sin colar y agrega la stevia.

CENA: MOSAICO DE NUTRIENTES

Bacalao al horno con espárragos

Ingredientes

Para el pescado
100 g de bacalao fresco
¼ de cucharada de pimienta negra
sal rosa del Himalaya al gusto
una pizca de orégano

Para los espárragos
6 espárragos
½ cucharada de aceite de oliva
sal rosa del Himalaya

Preparación

El pescado

Agrega la sal y la pimienta al bacalao, deja reposar media hora, ponlo en un refractario, espolvorea el orégano y mételo al horno a 400°F entre 20 y 30 minutos dependiendo del grosor del filete.

Los espárragos

Lava y limpia muy bien los espárragos, agrega el aceite de oliva y una pizca de sal, y ponlos a asar en la parrilla girándolos constantemente para que se doren por todos los lados.

Servir

Sirve el bacalao y los espárragos, y siéntete orgulloso de haber completado con éxito el primer día de mi menú.

MARTES
DESAYUNO: DESTELLO DE ENERGÍA

Parfait *de yogurt griego y tortas de atún*

Ingredientes

Para las tortas de atún

1 lata de lomos de atún blanco en agua
1 clara de huevo
sal rosa del Himalaya

Para el parfait

4 fresas grandes
stevia al gusto
3 gotas de extracto de vainilla

1 yogurt griego sin grasa y sin sabor de 80 kilocalorías
¼ taza de *muesli*
4 moras negras

Preparación

Las tortas de atún

1. Escurre bien el atún, viértelo en un tazón, agrega la clara de huevo y una pizca de sal y revuelve todos los ingredientes hasta que estén bien integrados. Forma dos tortas con la ayuda de una espátula.
2. Calienta un sartén con spray antiadherente, agrega las tortas y dóralas por ambos lados.

El parfait

1. Calienta un poco de agua en una olla pequeña a fuego lento, agrega las fresas en trozos, añade la stevia y el extracto de vainilla y revuelve constantemente hasta que la mezcla adquiera la contextura de almíbar.
2. En un vaso de vidrio arma el *parfait* colocando una capa de yogurt, una capa de almíbar y una capa de *muesli* y sigue el mismo procedimiento; al final agrega las moras frescas y reserva.

Servir

Las dos tortas de atún calientes y el *parfait*.

MERIENDA DE LA MAÑANA: SALUDABLE CAPRICHO

Yogurt de fruta congelado con kiwi

Ingredientes

1 yogurt pequeño con sabor a fruta de 60 kilocalorías
1 kiwi maduro sin cáscara, cortado en tres rodajas

Preparación

Coloca una cucharada de yogurt en una copa de vidrio, agrega una rodaja de kiwi, nuevamente agrega una cucharada de yogurt y continúa hasta finalizar con una rodaja de kiwi. Llévalo al congelador por una hora y consume.

ALMUERZO: SÚPER ENSALADA AL ESTILO CLAUDIA

Ensalada con pechuga de pollo, maíz y vegetales frescos

Ingredientes

Para el pollo

100 g pechuga de pollo sin piel
sal rosa del Himalaya
pimienta
1 cucharada pequeña de ajo, triturado

Para la ensalada

½ taza de maíz tierno cocinado
¼ taza de pepino, cortado en cuadros
1 rebanada de cebolla, cortada en cuadros
3 hojas de corazones de lechuga romana, picadas
½ mandarina, cortada en cuadros sin semillas
10 aceitunas verdes sin sal
1 puñado de germinado de alfalfa
2 rebanadas delgadas de aguacate

Para el aderezo

1 cucharada pequeña de mostaza
1 cucharada de aceite de oliva
jugo de una naranja exprimida
jugo de medio limón amarillo

sal rosa del Himalaya

½ sobre de stevia

Preparación

El pollo a la plancha

Agrega la sal y la pimienta a la pechuga de pollo, frota el ajo distribuyéndolo de forma homogénea por toda la superficie y asa a la plancha aproximadamente 4 minutos por cada lado a fuego medio. Cuando esté lista retírala y filetéala.

La ensalada

En un plato coloca el maíz, el pepino, la cebolla, la lechuga, la mandarina y las aceitunas ordenadas en hileras.

El aderezo

Mezcla los ingredientes con un tenedor y resérvalo en un recipiente.

Servir

Al plato con los vegetales agrega en el centro el germinado de alfalfa, coloca encima el pollo y las rebanadas de aguacate y acompaña con el aderezo.

MERIENDA DE LA TARDE: SORPRENDE TUS SENTIDOS

Jícama al horno con queso labneh

Ingredientes

1 jícama pequeña, sin cáscara y cortada en bastones

paprika

1 cucharada de queso labneh bajo en grasa

Preparación

Espolvorea la jícama con la paprika y mezcla bien. Luego ponla al horno a 200°F por 20 minutos hasta que tueste.

Servir

Retira la jícama del horno y sirve con el queso labneh.

CENA: MANJAR SALUDABLE

Hamburguesa de pavo con champiñones, acelgas y tomates cherry

Ingredientes
Para la hamburguesa de pavo
100 g pavo molido 99% sin grasa
sal rosa del Himalaya
2 champiñones Portobello medianos, finamente picados

Para los champiñones asados
3 champiñones Portobello medianos, cortados en mitades

Para las acelgas
1 taza de acelgas sin tallos
1 cucharada de aceite de oliva
1 ajo, triturado
sal rosa del Himalaya
1 tallo de cebollín, picado
pimienta
5 tomates cherry, enteros

Preparación
La hamburguesa de pavo
Agrega el pavo molido a un recipiente, adóbalo con sal y añade

los champiñones finamente picados. Mezcla bien, forma la hamburguesa y cocínala a la plancha 5 minutos aproximadamente por cada lado hasta que se dore.

Los champiñones asados
A un lado de la plancha pon también a asar los champiñones cortados en mitades.

Las acelgas
Agrega las acelgas a un sartén con el aceite de oliva; saltea unos minutos; adiciona el ajo, la pizca de sal, el cebollín y la pimienta; y cocina por un minuto.

Servir
Forma una cama con las acelgas en el centro del plato, encima coloca la hamburguesa y rodéala con los champiñones asados y los tomates cherry.

MIÉRCOLES
DESAYUNO: DESPIERTA TU METABOLISMO

Ensalada de claras de huevo con guacamole y pancake *de calabaza*

Ingredientes
Para el pancake
1 taza de puré de calabaza cocinada
1 cucharada de harina de avena
2 cucharadas de mucílago de semillas de lino.
    Más adelante te explico cómo hacerlo.

Para la ensalada de huevo
3 claras de huevos duros

1 tallo de cebollín, picado
2 hojas de albahaca, picadas
1 tajada de aguacate, majada
sal rosa del Himalaya
1 puñado de rúgula
1 vaso de 8 onzas de jugo de mandarina o naranja natural

Preparación
El pancake
En un recipiente incorpora el puré de calabaza y la harina de avena y mezcla con la mano añadiendo poco a poco el mucílago de las semillas de lino hasta formar una masa homogénea. Forma el *pancake* y ponlo en un sartén antiadherente a fuego lento hasta que se dore por los dos lados y quede suave pero consistente.

La ensalada de huevo
Pica las claras de huevo, viértelas en un tazón y agrega el cebollín, la albahaca, el aguacate y la sal y mezcla.

Servir
Encima del *pancake* pon las hojas de rúgula y la ensalada de huevo y sirve con el jugo recién exprimido de tu elección.

MERIENDA DE LA MAÑANA: BÁLSAMO TROPICAL
Papaya con queso cottage

Ingredientes
¼ taza de papaya, picada
1 queso cottage sin grasa de 4 onzas

Preparación
En un recipiente pequeño incorpora la papaya picada y el queso cottage, revuelve suavemente y sirve.

ALMUERZO: MIXTURA DE NUTRIENTES

Camarones con quínoa roja y vegetales

Ingredientes

Para la quínoa

¼ taza de quínoa roja cruda

1 cucharada de aceite de oliva

1 tallo de cebollín, picado

1 tomate amarillo, picado

½ pimiento naranja, picado

1 zanahoria pequeña, picada

½ *zucchini*, picado

1½ taza de agua

sal rosa del Himalaya

2 rodajas de cebolla, picadas

3 ramas de perejil, picadas

Para los camarones

5 camarones medianos

sal rosa del Himalaya

½ cucharada pequeña de paprika

pimienta al gusto

Preparación

La quínoa

1. Lava muy bien la quínoa, cambiando varias veces el agua para eliminar la saponina o sustancia que le da el sabor amargo.

2. En una olla añade el aceite de oliva, el cebollín, el tomate y el pimiento y sofríe; luego agrega la zanahoria, el *zucchini*, la sal y el agua. Cuando hierva agrega la quínoa previamente lavada y cuando seque, tapa y cocina por 20 minutos a fuego lento. Una vez esté lista la quínoa agrega la cebolla y el perejil fresco, y reserva.

Los camarones
Adoba los camarones con una pizca de sal, paprika y pimienta. Coloca los camarones en el asador caliente y cocina 2 minutos por cada lado.

Servir
En un plato o en un *bowl* sirve la quínoa y coloca encima los camarones.

MERIENDA DE LA TARDE: MI DULCE SECRETO

Yogurt griego con cubos de gelatina

Ingredientes
1 yogurt griego pequeño sin grasa y sin sabor
de 80 kilocalorías
½ taza de gelatina sin azúcar preparada en cubos

Preparación
En un vaso sirve el yogurt con los cubos de gelatina alrededor.

CENA: DELEITE AL PALADAR

Pechuga de pollo con tallarines de zucchini
en salsa blanca

Ingredientes
Para el pollo
100 g pechuga de pollo sin piel
sal rosa del Himalaya

Para los tallarines
1 cucharada pequeña de aceite de oliva

1 *zucchini* grande, en tallarines
4 onzas de leche de soja sin sabor
una pizca de orégano
una pizca de sal rosa del Himalaya
1 cucharada de queso parmesano rallado bajo en grasa

Preparación
El pollo

Abre la pechuga para que quede delgada, divídela en tres partes, agrega la sal y lleva a la parrilla para que se dore por los dos lados.

Los tallarines

En un sartén con el aceite de oliva saltea los tallarines de *zucchini*, agrega la leche, el orégano y la sal y revuelve suavemente. Deja cocinar 3 minutos y retíralos.

Servir

Sirve los tallarines calientes en un plato, espolvorea el queso parmesano y encima coloca el pollo.

JUEVES
DESAYUNO: VIGORIZA TU MAÑANA

Omelette *de huevo con zanahoria y albahaca,*
y cereal de fibra

Ingredientes
Para el omelette

¼ zanahoria, rallada
3 hojas de albahaca, picadas
sal rosa del Himalaya
1 huevo entero
1 clara de huevo

Para el cereal
¼ taza de cereal de fibra de 60 kilocalorías
1 durazno, cortado en trozos
1 vaso de 8 onzas de leche de almendras sin azúcar

Preparación

El omelette

1. En un sartén pon un poco de spray antiadherente, agrega la zanahoria, la albahaca y una pizca de sal, revuelve y resérvalos en un tazón.
2. Bate el huevo y la clara de huevo y viértelos en el sartén caliente. Baja la temperatura, espera a que el huevo cuaje para agregarle la mezcla que tienes reservada y con una espátula cierra media tortilla sobre la otra.

Servir

Sirve el *omelette* en un plato y en un tazón vierte el cereal, el durazno y la leche de almendras.

MERIENDA DE LA MAÑANA: NÉCTAR NATURAL

Licuado verde

Ingredientes

1 vaso de agua
1 manzana mediana
3 ramas de perejil italiano
1 puñado de berros
1 puñados de germinados de brócoli
1 cucharada pequeña de ralladura de jengibre
jugo de una naranja exprimida
stevia al gusto

Preparación

Licúa el agua, la manzana, el perejil, los berros, el germinado de brócoli y el jengibre; luego agrega el jugo de naranja y la stevia al gusto.

ALMUERZO: EXÓTICA COMBINACIÓN

Salmón con Spirulina, puré de papa morada y ensalada

Ingredientes
Para el salmón
½ cucharada de aceite de oliva
½ cucharada pequeña de Spirulina en polvo
sal rosa del Himalaya
100 g filete de salmón fresco

Para el puré
2 papas moradas
2 cucharadas de leche de soja
sal rosa del Himalaya

Para la ensalada
1 puñado de rúgula
2 palmitos, en rodajas
4 tomates cherry medianos, cortados
½ cucharada de aceite de oliva
sal rosa del Himalaya
pimienta
1 cucharada de vinagre de manzana

Preparación
El salmón
Mezcla media cucharada de aceite de oliva con la Spirulina y

una pizca de sal. Frota el salmón con esta mezcla. Coloca en un refractario y lleva al horno previamente calentado a 400°F por 15 minutos aproximadamente.

El puré
En una olla con agua cocina las papas moradas con cáscara hasta que ablanden. Retira del fuego, deja enfriar, quita la cáscara y maja con un tenedor. Vierte la papa majada en un sartén, agrega la leche y una pizca de sal, revuelve hasta que caliente y reserva.

La ensalada
Coloca en un plato la rúgula, los palmitos y los tomates cherry y agrega la vinagreta preparada con media cucharada de aceite de oliva, una pizca de sal, pimienta y el vinagre de manzana.

Servir
Sirve el salmón con el puré de papa junto con el plato de la ensalada.

MERIENDA DE LA TARDE: PICA SIN REMORDIMIENTOS
Edamame y chips de kale

Ingredientes
Para los chips *de* kale
1 taza de *kale* sin tallos
¼ cucharada de aceite de oliva
sal rosa del Himalaya

Para el edamame
½ taza de *edamame* sin sal
1 taza de agua

Preparación

Los chips *de* kale

Lava las hojas del *kale*, seca con papel de cocina y vierte en un tazón. Agrega el aceite de oliva y la sal, mezcla bien y hornea a 200°F hasta que tuesten. Debes revisarlas permanentemente para que no se quemen.

El edamame

Cocina el *edamame* sin sal en una taza de agua durante 5 minutos.

Servir

Sirve edamame con el *kale* crujiente.

CENA: SABORES FAMILIARES

Pechuga de pollo rellena con aceitunas y habichuelas verdes

Ingredientes

Para el pollo

100 g pechuga de pollo sin piel
sal rosa del Himalaya
1 cucharada pequeña de ralladura de cáscara
    de limón amarillo
5 aceitunas negras sin semilla y sin sal
½ pimiento rojo, cortado en tiras

Para las habichuelas

10 habichuelas verdes o ejotes, cortados
1 cucharada pequeña de aceite de oliva
1 tallo de cebollín, picado
½ tomate rojo, picado
sal rosa del Himalaya

1 clara de huevo
1 rama de cilantro, picada

Preparación

El pollo

Abre la pechuga por la mitad, sazona con sal y la ralladura de limón por dentro y por fuera. Rellena con las aceitunas y el pimiento rojo, y ciérrala con palillos. Ponla en un refractario, cubre el recipiente con papel aluminio y llévala al horno precalentado a 400°F durante 20 minutos. Al término de este tiempo retira el papel aluminio y deja hornear 10 minutos más para que se dore por encima.

Las habichuelas

Cocina las habichuelas en agua sin que queden muy blandas y escúrrelas en un colador. En un sartén sofríe el aceite de oliva, el cebollín y el tomate con una pizca de sal; agrega las habichuelas y revuelve. El toque final consiste en adicionar la clara y revolver las habichuelas hasta que se cocine el huevo.

Servir

Coloca en el plato la pechuga de pollo con las habichuelas y decora con el cilantro.

VIERNES
DESAYUNO: LEVÁNTATE A BRILLAR

Pizza de huevo con tomate y quínoa roja

Ingredientes

Para la quínoa

¼ taza de quínoa roja cruda
1 taza de agua

10 arándanos azules
2 fresas, cortadas
1 cucharada de arándanos secos
1 vaso de 6 onzas de leche sin grasa
stevia al gusto

Para la pizza
1 huevo entero
1 clara de huevo
sal rosa del Himalaya
½ tomate rojo, en rodajas
5 hojas de espinacas, cortadas en tiras

Preparación

La quínoa

1. Lava muy bien la quínoa, cambiando varias veces el agua para eliminar la saponina o sustancia que le da el sabor amargo.
2. Cocina la quínoa en una taza de agua durante 15 minutos.
3. Sirve la quínoa en una taza y agrega los arándanos azules, las fresas y los arándanos secos. Por último agrega la leche y la stevia al gusto.

La pizza

Bate los huevos con una pizca de sal, viértelos en un sartén con spray antiadherente, añade el tomate en rodajas y tapa hasta que quede como una pizza.

Servir

En un plato sirve la pizza de huevo y ponle encima las espinacas cortadas en tiras. Sirve con la quínoa.

MERIENDA DE LA MAÑANA: DULZURA SILVESTRE

Melón verde y melón cantalupo con pistachos

Ingredientes
1 tajada pequeña de melón verde, cortada en cubos
1 tajada pequeña de melón cantalupo, cortado en cubos
12 pistachos sin sal

Servir
Mezcla los cubos de melón verde con los de melón cantalupo y sirve con los pistachos.

ALMUERZO: FUSIÓN DE SABORES

Pechuga de pollo en salsa de yogurt griego, papa dulce y ensalada

Ingredientes
Para el pollo
100 g de pechuga de pollo sin piel
sal rosa del Himalaya
pimienta
2 cucharadas de yogurt griego sin sabor
2 champiñones blancos, cortados en cuatro partes
1 tallo de apio, picado

Para la papa
1 papa dulce o camote
canela en polvo

Para la ensalada
2 hojas de lechuga, picadas
½ zanahoria, rallada

½ pepino, en rodajas
jugo de limón
1 cucharada pequeña de aceite de oliva
sal rosa del Himalaya

Preparación
El pollo
1. Corta la pechuga en dos partes y adóbala con sal y pimienta. Rocía un sartén con spray antiadherente, pon a asar la pechuga por los dos lados hasta que quede bien dorada.
2. En otro sartén, vierte el yogurt, los champiñones, el apio y la sal. Agrega el pollo, tapa y cocina a fuego lento por unos minutos para que se integren los sabores. Si la salsa se seca demasiado agrega un poco de leche.

La papa
Lava el camote, hazle varios cortes, espolvorea la canela en las aberturas y hornea.

La ensalada
En una ensaladera coloca la lechuga picada, la zanahoria y el pepino, y agrega el aderezo con jugo de limón, aceite de oliva y una pizca de sal.

Servir
En un plato sirve el pollo bañado con la salsa de yogurt, la papa dulce y la ensalada.

MERIENDA DE LA TARDE: ANTOJO EXPRÉS

Chips de zucchini y zanahoria con queso cottage
Ingredientes
½ zucchini, cortado en rodajas finas y uniformes

½ zanahoria, cortada en rodajas finas y uniformes
1 cucharada pequeña de aceite de oliva
sal rosa del Himalaya
paprika
1 vaso de 4 onzas de queso cottage sin grasa

Preparación

1. Coloca las rodajas de *zucchini* y de zanahoria en una bolsa de plástico con cierre, agrega el aceite de oliva y una pizca de sal y espolvorea con la paprika. Cierra la bolsa y agítala para que se mezclen los ingredientes y deja reposar tres minutos.
2. Coloca papel de hornear en la bandeja del microondas y distribuye las rodajas de manera que no se toquen. Hornea entre cinco y siete minutos.

Servir
Sirve los *chips* de vegetales con el queso cottage.

CENA: AUTÉNTICO PLACER

Ensalada fresca de jícama con lomos de atún blanco, vegetales y aguacate

Ingredientes
Para la ensalada de atún
1 tomate, cortado en trozos
1 pepino, cortado en trozos
1 rodaja de cebolla blanca, cortada en trozos
1 rábano, cortado en trozos
½ pimiento amarillo, cortado en trozos
1 tajada de aguacate, en trozos
2 ramas de cilantro, picadas
1 lata de lomos de atún blanco en agua

jugo de un limón
sal rosa del Himalaya
pimienta
3 rodajas de jícama

Preparación

La ensalada

En un tazón coloca el tomate, el pepino, la cebolla, el rábano, el pimiento amarillo, el aguacate, el cilantro picado y por último los lomos de atún. Luego agrega el jugo de limón, la sal y la pimienta y mezcla suavemente para conservar los lomos de atún en trozos.

Servir

En un plato coloca la jícama y distribuye la mezcla equitativamente entre las tres rodajas formando una pirámide.

SÁBADO

DESAYUNO: ENERGÍA AL INSTANTE

**Sándwich de pan pita integral con claras de huevo
y jugo de sandía con menta**

Ingredientes

Para el jugo

6 onzas de té verde
1 trozo de sandía sin semillas
jugo de un limón
2 hojas de menta
stevia al gusto

Para los huevos

2 claras de huevo
sal rosa del Himalaya

Para el sándwich
1 pan pita integral
1 puñado de espinacas
2 rodajas de tomate rojo
1 rodaja de cebolla morada
1 rama de cilantro, picada
2 cucharadas de queso cottage sin grasa

Preparación

El jugo

Licúa el té verde, la sandía, el jugo de limón y las hojas de menta agrega stevia al gusto.

Los huevos

En un sartén con spray antiadherente prepara las claras previamente batidas con una pizca de sal.

El sándwich

1. Calienta el pan pita a fuego lento.
2. Abre el pan pita por la mitad y coloca adentro las espinacas, una rodaja de tomate, la cebolla, otra rodaja de tomate y el cilantro picado y, por último, las claras de huevo y el queso cottage.

Servir

Sirve el sándwich con el jugo de sandía.

MERIENDA DE LA MAÑANA: POSTRE NATURAL

Manzana con mantequilla de maní

Ingredientes

1 manzana verde
1 cucharada de mantequilla de maní orgánica
    baja en grasa y en sodio

Preparación

Corta la manzana en rodajas y retira el corazón con las semillas.

Servir

Esparce la mantequilla de maní sobre las rodajas de manzana y sirve.

ALMUERZO: SABORES DE MI TIERRA

Estofado de carne con calabaza y ensalada

Ingredientes
Para el estofado

100 g de carne de res sin grasa

1 tomate amarillo o naranja, picado

1 tallo de cebollín, picado

1 tallo de apio, picado

1 taza de agua

sal rosa del Himalaya

paprika

100 g de calabaza, cortada en dos trozos
    sin cáscara y sin semillas

¼ taza de arvejas verdes crudas

2 hojas de laurel

1 rama de cilantro, picada

Para la ensalada

1 tomate rojo, picado

2 rodajas de cebolla, picadas

½ pimiento verde, picado

½ pimiento amarillo, picado

1 hoja grande de repollo morado, rallada

1 rama de perejil
1 cucharada pequeña de aceite de oliva
jugo de un limón
sal rosa del Himalaya

Preparación

El estofado

En una olla mediana pon a cocinar la carne, el tomate, el cebollín y el apio en una taza de agua. Agrega la sal y la paprika, y tapa la olla. Deja cocinar por 5 minutos, luego agrega la calabaza, las arvejas y las hojas de laurel; tapa nuevamente y retira antes de que se seque y se deshaga la calabaza. Al final agrega el cilantro fresco picado.

La ensalada

En una ensaladera coloca el tomate, la cebolla, los pimientos, el repollo morado y el perejil; agrega el aceite de oliva, el jugo de limón y una pizca de sal. Mezcla bien.

Servir

Sirve el estofado acompañado de la ensalada.

MERIENDA DE LA TARDE: DULCE AROMA DE CAFÉ

Pudín de semillas de chía con café y nueces

Ingredientes

6 onzas de leche de soja sin sabor
⅓ cucharada de polvo de gelatina sin sabor
⅓ cucharada de café instantáneo
½ cucharada de semillas de chía secas
2 sobres de stevia
6 nueces

Preparación

Tibia la leche y sírvela en un vaso. Agrega el polvo de gelatina, revolviendo continuamente hasta que se disuelva por completo. Añade el café, las semillas de chía y la stevia; mezcla nuevamente hasta que los ingredientes se emulsionen. Tapa y deja reposar a temperatura ambiente hasta que se enfríe. Llévalo al refrigerador para que adquiera la contextura de pudín y retíralo cuando esté listo.

Servir

Agrega las nueces y consume.

CENA: TACOS DIETÉTICOS

Tacos de lechuga con pollo y corazones de alcachofa

Ingredientes

Para la mezcla con el pollo

½ taza de agua
100 g de pechuga de pollo sin piel
sal rosa del Himalaya
1 ajo, picado
½ tomate rojo, picado
1 tallo de cebollín, picado
½ calabacín, picado
⅓ cucharada de jengibre, rallada
½ cucharada de aceite de oliva

Para la alcachofa

agua
1 pizca de sal rosa del Himalaya
2 alcachofas
jugo de un limón amarillo

Para servir
3 hojas de lechuga Iceberg
semillas de sésamo

Preparación
El pollo
1. En media taza de agua cocina el pollo con una pizca de sal, retíralo a un tazón y espera que se enfríe para desmenuzarlo.
2. Sofríe el ajo, el tomate, el cebollín, el calabacín, el jengibre y la sal en el aceite de oliva; luego agrega el pollo desmenuzado y deja cocinar por unos minutos. En caso de que la mezcla te quede muy seca, agrega un poco del caldo donde cocinaste el pollo.

La alcachofa
1. Pon a hervir una olla con abundante agua y una pizca de sal.
2. Lava las alcachofas; retírales el tallo, las puntas y las hojas externas; y corta los corazones a la mitad y sumérgelos en un recipiente con agua fría y jugo de limón durante unos minutos para evitar que se oxiden.
3. Agrega los corazones de alcachofa al agua hirviendo y cocina durante 30 minutos aproximadamente. Retíralos y escurre.

Servir
Coloca las tres hojas de lechuga en un plato, llena cada una con la mezcla, espolvorea las semillas de sésamo y acompaña con los corazones de alcachofa.

DOMINGO
DESAYUNO: AMANECER INOLVIDABLE

Huevos de codorniz y pancake *de avena*
con arándanos azules

Ingredientes
Para los huevos
5 huevos de codorniz

Para el pancake
¼ taza de avena en hojuelas
1 clara de huevo
3 cucharadas de mucílago de semillas de lino.
   Más adelante te explico cómo hacerlo.

Para el almíbar
20 arándanos azules frescos
¼ taza de agua
stevia al gusto
3 gotas de extracto de vainilla

Para servir
½ cucharada de mostaza
pimienta negra al gusto
10 arándanos azules frescos
1 vaso de 8 onzas de leche de almendras

Preparación
Los huevos
   Hierve los huevos de codorniz hasta que estén duros (aproxi-
madamente 4 minutos), quita la cáscara y reserva.

El pancake

1. Licúa las hojuelas de avena hasta que queden en polvo, reserva una cucharada y el resto viértelo en un tazón, y agrega la clara de huevo. Mezcla con una espátula para que se incorporen los ingredientes, agrega el mucílago de semillas de lino y revuelve continuamente hasta lograr una mezcla suave.

2. Vierte la mezcla en un sartén con spray antiadherente a fuego lento, asa por los dos lados y reserva el *pancake*.

El almíbar

En el agua cocina los 20 arándanos azules, agrega stevia al gusto y deja cocinar a fuego lento. Para espesar agrega la cucharada de harina de avena que reservaste disuelta en un poquito de agua revolviendo constantemente. Añade unas gotas de extracto de vainilla, cocina durante 2 minutos y retira.

Servir

En un plato pequeño sirve los huevos de codorniz enteros, úntale un poco de mostaza a cada uno y al final rocía la pimienta.

En otro plato sirve el *pancake*, báñalo con el almíbar y encima pon el resto de arándanos frescos, y acompaña con el vaso de leche de almendras.

MERIENDA DE LA MAÑANA:
RECUERDO DE LA ABUELA

Mousse de gelatina con frambuesas

Ingredientes

½ taza de gelatina sin azúcar preparada

1 yogurt griego pequeño sin grasa y sin sabor
de 80 kilocalorías

10 frambuesas frescas

Preparación

Licúa la gelatina con el yogurt y sírvelo en un vaso. Incorpora parte de las frambuesas y el resto ponlas encima. Tapa y lleva al refrigerador por dos horas antes de consumir.

ALMUERZO: EQUILIBRIO PERFECTO

Pescado blanco con semillas de chía, quínoa blanca y coles de Bruselas

Ingredientes

Para el pescado
100 g de filete de pescado blanco fresco
sal rosa del Himalaya
pimienta negra
1 cucharada pequeña de semillas de chía secas

Para las coles
5 coles de Bruselas
1 cucharada pequeña de aceite de oliva
1 ajo, picado
1 pizca de sal rosa del Himalaya
pimienta

Para la quínoa
¼ taza de quínoa blanca cruda
1 taza de agua
sal rosa del Himalaya

Preparación

El pescado
Agrégale sal y pimienta al pescado, luego impregna una cara del filete con las semillas de chía secas y llévalo al horno precalentado a 400°F por 30 minutos aproximadamente.

Las coles

Lava las coles de Bruselas y retira las hojas externas; sumérge-las en una olla con agua hirviendo por un minuto, retíralas y escúrrelas rápidamente. Mezcla el aceite de oliva, el ajo, la sal y la pimienta, y espárcelo sobre las coles; colócalas en un sartén bien caliente hasta que estén casi tostadas, y retíralas.

La quínoa

1. Lava muy bien la quínoa, cambiando varias veces el agua para eliminar la saponina o sustancia que le da el sabor amargo.
2. Cocina la quínoa en la taza de agua con una pizca de sal por 20 minutos a fuego lento y reserva.

Servir

Sirve el pescado, la quínoa y las coles de Bruselas.

MERIENDA DE LA TARDE: SABOR TROPICAL

Pinchos de jamón de pavo, queso blanco y melón cantalupo

Ingredientes

2 tajadas de jamón de pavo bajo en grasa y en sodio, cortadas por la mitad
4 cubos de queso blanco bajo en grasa y en sodio
4 cubos de melón cantalupo

Preparación

En dos pinchos de madera inserta alternadamente los cubos de queso, los rollitos del jamón de pavo y los cubos de melón. Servir.

CENA: META CUMPLIDA

Pechuga de pollo con especias e hinojo al horno

Ingredientes

Para el pollo

100 g de pechuga de pollo sin piel

sal rosa del Himalaya

½ cucharada de aceite de oliva

1 ajo, picado

2 ramas de cilantro, picadas

2 ramas de perejil, picadas

3 hojas de albahaca, picadas

½ cucharada pequeña de romero seco

Para el hinojo

½ bulbo grande de hinojo

½ cucharada de aceite de oliva

½ cucharada de sustituto de salsa de soja

2 almendras, ralladas

Preparación

El pollo

1. Hornea la pechuga de pollo con sal únicamente.

2. En ½ cucharada de aceite de oliva, sofríe el ajo, el cilantro, el perejil, la albahaca y el romero con una pizca de sal; hazlo por unos minutos y reserva.

El hinojo

Lava muy bien el hinojo y cocínalo al vapor por 10 minutos hasta que esté tierno. Mientras tanto prepara una emulsión con ½ cucharada de aceite de oliva y el sustituto de la salsa de soja y las almendras, y mezcla. Pincela la parte superior del hinojo con esta mezcla teniendo en cuenta que penetre las diferentes capas; hornea a 400°F por 10 minutos o hasta que veas la superficie dorada.

Servir
Sirve la pechuga de pollo, agrega las especias y acompáñala con el hinojo dorado. Siéntate a cenar con la dulce sensación de haber terminado la semana más saludable de tu vida.

RECOMENDACIONES GENERALES Y EXPLICACIÓN DE MI MENÚ SEMANAL

- Los hombres que deseen perder peso y reducir su porcentaje de grasa deben seguir el menú, las porciones y el entrenamiento físico correspondiente al capítulo de "Mantener el peso corporal". Y los que deseen mantenerse, deben seguir las indicaciones correspondientes al capítulo de "Aumento de peso e incremento de la masa muscular". Esto te demuestra que los hombres son muy afortunados porque su sistema hormonal los favorece y no acumulan tanta grasa como nosotras, por lo tanto pueden comer más mientras sean alimentos ricos en nutrientes, naturales y saludables como los de mi menú, y por supuesto deben complementarlo con la rutina de ejercicios correspondiente para que tengan porcentajes de grasa sanos, un físico vigoroso, reduzcan el riesgo de padecer enfermedades y optimicen su salud.

- El menú que te brindo está estructurado con un adecuado balance entre macronutrientes y micronutrientes para que tengas un correcto aporte nutricional; por esta razón es tan importante que lo sigas puntualmente; pero en caso de que no puedas por tiempo o practicidad, debes ingerir estrictamente la proteína, el carbohidrato, las grasas, los vegetales y las frutas utilizados en cada comida en preparaciones más sencillas como a la plancha, a la parrilla, cocinadas, asadas o al vapor, o sin preparación como es el caso de algunas meriendas.

• Para distribuir los horarios de las comidas del menú debes tener en cuenta la hora en que te levantas y la hora en que te acuestas a dormir. Basado en este lapso de tiempo debes distribuir tus comidas cada tres horas teniendo en cuenta que la cena debes ingerirla tres horas antes de dormir. Estos serían ejemplos de distribuciones adecuadas:

DESAYUNO	MERIENDA MAÑANA	ALMUERZO	MERIENDA TARDE	CENA	HORA DE DORMIR
6:00 a.m.	9:00 a.m.	12:00 p.m.	3:00 p.m.	6:00 p.m.	9:00 p.m.
7:00 a.m.	10:00 a.m.	1:00 p.m.	4:00 p.m.	7:00 p.m.	10:00 p.m.
8:00 a.m.	11:00 a.m.	2:00 p.m.	5:00 p.m.	8:00 p.m.	11:00 p.m.

• Las personas que tienen como meta subir de peso aumentando su porcentaje de masa muscular deben realizar sus comidas cada dos horas o dos horas y media para cumplir con su cuota calórica.

• Bebe dos litros de agua al día repartidos a lo largo de toda la jornada. Aumenta esta ingesta cuando realices ejercicio muy intenso en el que sudes mucho o cuando practiques deporte al aire libre o en épocas de calor intenso. Recuerda que hidratarte antes, durante y después del ejercicio es vital para tener un mejor desempeño físico y una mejor y más rápida recuperación.

• Para preparar los alimentos debes utilizar sal rosa del Himalaya, aceite de oliva virgen, aceite de oliva extra virgen, sustitutos de salsa de soja bajos en sodio y sprays antiadherentes en muy pocas cantidades. Y para endulzar debes usar stevia, por supuesto con moderación.

• Para sazonar los alimentos vas a utilizar cebolla, cebollín, tomate, pimientos de diferentes colores, ajo, orégano, pimienta, paprika, romero, albahaca, perejil, cilantro, canela, cúrcuma, hinojo, laurel, menta, mostaza, pimienta cayena, vainilla, tomillo, chiles, entre otros.

- Los aderezos para las ensaladas deben ser bajos en kilocalorías y preparados por ti; no consumas aderezos embotellados. En su lugar haz preparaciones simples a base de limón, naranja, vinagre balsámico, vinagre de manzana, especias, jengibre, cúrcuma, mostaza, aceite de oliva, etc., en porciones moderadas.

- Toma un máximo de dos cafés americanos al día y ten en cuenta que puedes utilizarlo como un recurso energético antes de tu práctica deportiva. Para tal efecto, tómate una taza de café negro sin azúcar 40 minutos antes de tu ejercicio cardiovascular o rutina de intervalos de alta intensidad. Si prefieres tomar té, sigue el mismo consejo de tomar dos tazas diarias; y en caso de que te gusten los dos, debes tomarte un café y un té al día.

- Con tus comidas debes beber agua o té frío endulzado con stevia, rigiéndote por la porción recomendada en el punto anterior.

- No debes comer alimentos fritos, procesados, harinas refinadas, alimentos con azúcar o altos en sodio, proteínas con grasa entre sus fibras, carbohidratos refinados, caldos concentrados, salsas industriales… Mejor dicho, evita al máximo o más bien elimina los alimentos con alto contenido calórico y escasos en nutrientes. Prefiere siempre las preparaciones al horno, a la plancha, a la parrilla o asadas para todos tus platos.

- Durante la fase de adelgazamiento debes comer carne roja una sola vez a la semana y preferiblemente en el almuerzo, no en la cena. En la fase de mantenimiento y aumento de masa muscular puedes aumentar la porción a dos veces por semana.

- Las personas con una vida sedentaria o con una actividad ligera deben consumir entre tres y cinco yemas de huevo a la semana; las personas más activas pueden aumentar un poco esta cantidad.

- Prepara tus alimentos en parrillas, planchas, ollas y sartenes que no requieran aceite para que puedas controlar las porciones y conservar la calidad de las grasas saludables con que vas a preparar los alimentos.
- Los cereales para el desayuno que puedes incluir en tu dieta deben ser ricos en fibra y muy bajos en azúcar. Opta por las opciones de 60 kilocalorías que existen actualmente en el mercado.
- Modera el consumo de pan y sé cuidadoso a la hora de elegirlo. Te recomiendo consumir preferiblemente el pan pita integral o las versiones de pan integral multigrano más artesanales en las que puedes ver los trozos de los granos.
- El yogurt griego debes consumirlo sin sabor y puedes añadirle stevia si deseas. El yogurt de fruta debe ser sin grasa y bajo en azúcar; opta por las opciones de 60 kilocalorías que encuentras en el mercado.
- El queso cottage o requesón y el queso labneh debes consumirlo sin grasa y bajo en sodio. En caso de que no consigas este último puedes reemplazarlo por el queso cottage.
- Elige las leches bajas en grasa y sin azúcar como leche de vaca, leche de almendras, leche de soja, leche de arroz, leche de semillas de lino, entre otras.
- Consume frutos secos y semillas en su versión natural, sin tostar y sin sal. Y recuerda activar o remojar las semillas para revivirlas y potenciar sus nutrientes. Este es el proceso para hacerlo: Primero lava bien las semillas y los frutos secos; viértelos en un recipiente de vidrio y agrega agua hasta que los cubra completamente. Tápalos y guárdalos en el refrigerador toda la noche. En el caso de los frutos secos desecha el agua al siguiente día y lávalos varias veces antes de consumirlos; a diferencia de las semillas de chía y las semillas de lino que absorben el agua y se esponjan formando una capa gelatinosa o gel (mucílago) que es el que debes consumir. El excedente debes guardarlo en el refrigerador por un espacio máximo de tres días.

- Te recomiendo moderar el consumo de gluten aunque no seas alérgico o intolerante; para ello no solo debes consumir productos en sus versiones sin gluten como avena, *muesli*, pan pita, cereales para el desayuno, entre otros, sino también productos que no lo contengan como el maíz, la papa, la quínoa, el trigo sarraceno, entre otros.

- En caso de ansiedad recurre a los tés calientes de hierbas aromáticas como manzanilla, hierbabuena, albahaca, tilo, etc., también a los caldos de vegetales, a la gelatina, al yogurt congelado que puede darte la sensación de un helado, a la fruta que es más saludable que cualquier antojo repentino, a las claras de huevo duro o a tomarte dos vasos de agua seguidos y te sorprenderás de como el agua puede ayudarte a disipar los pensamientos compulsivos.

- En mi plan puedes comer tu comida favorita o satisfacer algún antojo una vez a la semana; eso sí, trata de que sea en el día y no en la noche. Para tener una organización te aconsejo que estipules un día de la semana para ese fin; por ejemplo el domingo que sales a pasear en familia o el viernes que sales de *happy hour* con tus compañeros de trabajo. En caso de que comas algo fuera de la dieta otro día que no es el asignado, aplica la ley del trueque y cuenta ese como tu día de "recreo".

- Todos tenemos contratiempos y es posible que surjan imprevistos que te obliguen a abandonar este régimen por unos días; tómalo como una breve pausa porque es de vital importancia que retomes el control de tu alimentación para que no pierdas todo el camino que ya has recorrido.

El método moldeador de Claudia

Soy una ferviente apasionada de la alimentación saludable y del acondicionamiento físico enfocado no solo en el bienestar de la salud sino también en concientizar a las mujeres de que con un plan adecuado, y con disciplina y esfuerzo, pueden lograr el cuerpo de sus sueños de manera natural.

Todos los cuerpos son hermosos; debemos percibirlos como la casa donde habitamos en este mundo y por tanto merecen nuestro cuidado y amor. Cada genética es especial porque conjuga la herencia de nuestros padres; no se trata de querer cambiar nuestra realidad, consiste en tener hábitos de vida saludables para mantener un peso sano y ayudar al organismo —a través de una correcta combinación de ejercicios— cómo disminuir o aumentar volumen en ciertas zonas.

A continuación encontrarás una guía básica para cada forma de cuerpo con la que pretendo enseñarte la forma correcta en que debes manejar las diferentes zonas de tu figura y los ejercicios idóneos para que tus rutinas estén bien encaminadas y empieces a transformar tu silueta, y ganar admiradores.

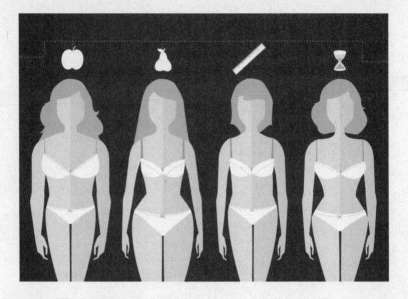

CUERPO EN FORMA DE MANZANA

Esta silueta se distingue por tener la cintura ancha, los hombros redondos, el busto amplio y las piernas delgadas. Acumulan la grasa principalmente en la zona del abdomen aunque también tienen tendencia a almacenar grasa en la espalda y en los brazos. Además se les dificulta mejorar el tono muscular. Si este es tu caso, lee con detenimiento las siguientes recomendaciones porque con estos consejos por fin vas a lograr armonizar tu figura y atraer muchas miradas.

EJERCICIO: JALÓN DE ESPALDA

Este ejercicio te ayudará a quemar la grasa localizada en el área de los dorsales (espalda) y en la parte posterior del hombro (atrás) para disminuir volumen y mejorar el tono muscular. Atacarás también el rollito que se marca en el área del sostén para reafirmar esa zona y lograr una mejor apariencia.

Realiza 4 series con un peso liviano que te permita realizar entre 20 y 25 repeticiones por serie.

Instrumentos: 2 pesas de 2 a 5 libras cada una y una pelota suiza.

EJERCICIO: FLEXIÓN DE PIERNAS

Este ejercicio es estupendo para fortalecer el abdomen y ayudarte a desarrollar mayor fuerza en todo el tronco o *core*. Puedes realizarlo con las piernas flexionadas o estiradas siendo esta última opción un poco más exigente; así que te invito a que alternes las posiciones de las piernas o las hagas en secuencia para que tus rutinas sean intensas y movilices la grasa que se te acumula en esta área con mucha facilidad.

Realiza 4 series hasta el fallo, es decir, en cada serie haz el mayor número de repeticiones posibles sin sacrificar la técnica.

Instrumento: Una silla.

EJERCICIO: GIROS LATERALES

Este movimiento es uno de los más efectivos para librarte de la grasa que se te almacena en la cintura y en la espalda baja. A medida que esta grasa vaya disminuyendo, tu cuerpo se verá más proporcionado y simétrico. Debes mantener el estómago contraído para que protejas la columna vertebral y hacer el movimiento inclinándote hacia cada lado; no basta con mover los brazos solamente.

Realiza 4 series con un peso liviano que te permita realizar 30 repeticiones por serie.

Instrumento: Una liga elástica de resistencia suave o 2 pesas de 2 a 5 libras cada una.

EJERCICIO: SENTADILLA

Este ejercicio te va a beneficiar muchísimo porque mantendrá tonificadas tus piernas y glúteos, con lo que lograrás un mayor equilibrio entre la parte superior e inferior. También debes realizar ejercicios de glúteo para que desarrolles masa muscular en esa zona y estimules tu metabolismo a través del crecimiento muscular.

Realiza 4 series con un peso moderado que te permita realizar entre 12 y 15 repeticiones por serie.

Instrumentos: 2 pesas de 8 a 10 libras cada una y una silla.

CUERPO EN FORMA DE PERA

Esta silueta es muy común dentro de las mujeres latinas y se caracteriza por tener los hombros más estrechos que las caderas. Generalmente tienen poco busto, y tienden a almacenar la grasa principalmente en las caderas y en las partes laterales de los glúteos conocidas popularmente como chaparreras, policías, etc.

La mayoría de las mujeres que pertenecen a esta categoría suele tener la cintura bien definida, y las piernas poco estilizadas, flácidas y con celulitis. La buena nueva es que si perteneces a este equipo y quieres de verdad transformar tu cuerpo, puedes lograrlo y llegar a tu meta luciendo un cuerpazo.

EJERCICIO: *PRESS* DE PECHO INCLINADO CON ABDOMINAL ISOMÉTRICO

Este ejercicio es un combo maravilloso que te va a ayudar a fortalecer y tonificar el abdomen mientras realizas un ejercicio de pecho muy efectivo para mejorar el marco de tu cuerpo, tonificar los pectorales y definir tus hombros. Como almacenas grasa en el tren inferior pero tu tren superior es muy delgado, debes crear un balance con tus brazos, espalda y hombros para que tu figura se vea más armoniosa.

Realiza 4 series con una carga moderada que te permita realizar entre 12 y 15 repeticiones por serie.

Instrumentos: 2 pesas de 5 a 8 libras cada una y una colchoneta.

EJERCICIO: PLANCHA INVERTIDA

Este movimiento es un paquete completo que te fortalece la espalda, los brazos y los glúteos. Además compromete la contracción abdominal, lo cual lo hace un ejercicio muy efectivo para equilibrar las proporciones de tu cuerpo. Entrenar la parte superior con tu propio peso es una excelente alternativa para tonificar los músculos y definirlos de manera que cuando quemes la grasa del tren inferior, des paso a una figura atlética y curvilínea.

Realiza 4 series hasta el fallo, es decir, en cada serie haz el mayor número de repeticiones posibles sin sacrificar la técnica.

Instrumento: Una colchoneta.

EJERCICIO: TIJERA PROFUNDA

Las tijeras son uno de los ejercicios estrella en el mundo del *fitness* porque benefician a todos los cuerpos al permitir múltiples variaciones. Una de las más recomendables para tu caso en particular es la tijera profunda con un pie apoyado en una silla; esta modalidad eleva el nivel de este ejercicio y lo hace muy efectivo para trabajar intensamente las fibras más profundas de las zonas en las que necesitas ayuda. Además, es el enemigo número uno de la celulitis así que ámalo y ponlo en práctica desde hoy.

Realiza 4 series con un peso liviano que te permita realizar de 20 a 25 repeticiones por serie con cada pierna.

Instrumentos: 2 pesas de 5 libras cada una y una silla.

EJERCICIO: PUENTE CON PIERNA INDIVIDUAL

Este ejercicio es el complemento perfecto del ejercicio anterior. En tu caso necesitas realizar secuencias con movimientos intensos y agudos que trabajen profundamente la zona y te ayuden a estimular la formación de fibras musculares y la quema de grasa localizada. Por lo tanto te recomiendo combinar los dos ejercicios siempre en un mismo entrenamiento.

Realiza 4 series sin peso de 20 a 25 repeticiones por serie con cada pierna.

Instrumentos: Una silla y una colchoneta.

CUERPO EN FORMA DE REGLA

Esta silueta se caracteriza por tener la misma proporción entre hombros, cintura y cadera; por lo cual, la zona media del cuerpo no tiene curvas. Las personas con este tipo de cuerpo tienden a tener glúteos más bien planos y los brazos y las piernas suelen ser largos, pero sin forma definida. Poseen una buena base, así que si se esfuerzan pueden cambiar la forma de su cuerpo y lograr una figura delineada. Si perteneces a este grupo llegó el momento de empezar a esculpir tu cuerpo.

EJERCICIO: REMO INDIVIDUAL

Este ejercicio te ayudará a desarrollar un poco los dorsales para crear el efecto visual de que tienes más cintura. Por otra parte le dará más cuerpo a tu tren superior para que luzca más fuerte y con presencia. No te preocupes que no vas a desarrollar un volumen grande porque las mujeres de forma natural no podemos alcanzar los niveles de masa muscular de un hombre.

Realiza 4 series con una carga pesada que te permita realizar entre 8 y 10 repeticiones por serie con cada brazo.

Instrumentos: 1 pesa de 10 a 15 libras y una silla.

EJERCICIO: PLANCHA CRUZADA CON PIERNA ESTIRADA

Este ejercicio te servirá para fortalecer el tronco, o *core*, y los brazos y al mismo tiempo te ayudará a moldear tu cintura y definir los oblicuos.

Realiza 4 series hasta el fallo, es decir, en cada serie haz el mayor número de repeticiones posibles sin sacrificar la técnica.

Instrumentos: El peso de tu propio cuerpo y una colchoneta.

EJERCICIO: SENTADILLA CON PIERNAS JUNTAS

Este ejercicio te trabaja las caderas y las piernas para que aumentes su volumen y logres una mayor armonía y proporción con tu cintura. Hazlo a un ritmo lento y usa una cinturilla deportiva para que protejas tu espina dorsal y mantengas un mejor balance.

Realiza 4 series con una carga pesada que te permita realizar entre 8 y 10 repeticiones por serie.

Instrumentos: 2 pesas rusas o *kettlebells* de 10 a 15 libras cada una.

EJERCICIO: **TIJERA LATERAL**

Este ejercicio te ayuda a moldear las caderas, levantar los glúteos y tonificar la parte interna y externa de las piernas. Como el cuerpo no está acostumbrado a hacer movimientos laterales te recomiendo iniciar haciendo este ejercicio sin peso hasta que te sientas cómoda haciéndolo. Cuando lo tengas dominado y lo vayas a hacer con una carga pesada, te recomiendo usar una cinturilla deportiva para que evites el riesgo de lesiones.

Realiza 4 series con una carga pesada que te permita realizar entre 8 y 10 repeticiones por serie a cada lado.

Instrumento: 1 pesa rusa o *kettlebell* de 10 a 15 libras

CUERPO EN FORMA DE RELOJ DE ARENA

Esta silueta se caracteriza por tener los hombros y las caderas de la misma proporción y una cintura definida, con unas piernas estilizadas y bien torneadas. Este físico es considerado el más afortunado por su adecuada proporción genética aunque si se descuidan y no tienen hábitos de vida saludables, los depósitos de grasa pueden arruinar la armonía de sus formas. Si perteneces a este grupo y sigues mis indicaciones, podrás seguir parando el tráfico sin importar tu edad.

EJERCICIO: **PLANCHA LATERAL**

Este movimiento involucra varios músculos del cuerpo en los que trabajas cintura, brazo, abdomen y hombro. Como no tiendes a acumular grasa excesiva en una sola zona sino que la tienes distribuida por todo el cuerpo, debes realizar rutinas con ejercicios compuestos que tonifiquen todos los grupos musculares e incentiven el crecimiento de tu masa muscular y estimulen la pérdida de grasa.

Realiza 4 series con un peso liviano que te permita realizar 15 repeticiones por serie con cada brazo.

Instrumentos: 1 pesa de 2 a 5 libras cada una y una colchoneta.

EJERCICIO: ABDOMINAL

Para fortalecer y tonificar el abdomen debes realizar diferentes tipos de abdominales; este es uno de mis favoritos porque el movimiento exige mantener las piernas estiradas y eso compromete aún más el trabajo de los abdominales inferiores.

Realiza 4 series hasta el fallo, es decir, en cada serie haz el mayor número de repeticiones posibles sin sacrificar la técnica.

Instrumento: Una colchoneta.

EJERCICIO: PESO MUERTO INDIVIDUAL

Una de las zonas que requiere de un cuidado permanente por parte de las mujeres con el cuerpo reloj de arena es la parte posterior de la pierna y el glúteo; todo con el fin de mantener esta zona tonificada, levantar el glúteo y controlar la celulitis. El peso muerto es un ejercicio fabuloso para que cumplas este cometido y por ser un ejercicio exigente, te recomiendo utilizar una cinturilla deportiva.

Realiza 4 series con una carga pesada que te permita realizar entre 8 y 10 repeticiones por serie con cada pierna.

Instrumentos: 1 pesa de 10 a 15 libras y una silla.

EJERCICIO: LEVANTAMIENTO DE GLÚTEOS

Tonificar y levantar los glúteos es posible gracias a ejercicios tan bondadosos como este que permite realizar un movimiento concentrado del glúteo cuando mantienes correctamente el ángulo y levantas la pierna hacia el centro del cuerpo y no hacia afuera. De esta manera logras levantar la parte interna del glúteo lo que visualmente se traduce en un aumento de volumen.

Realiza 4 series con una carga pesada que te permita realizar entre 8 y 10 repeticiones por serie con cada pierna.

Instrumentos: 2 pesas para los tobillos de 10 libras cada una y una pelota suiza.

Claudia te aconseja

A continuación te brindo una serie de consejos útiles y prácticos para que nada te detenga ni te aleje de tu meta:

✓ Cuando estés entrenando y sientas sensación de fatiga en el músculo que estás ejercitando, no pares; por el contrario: exígete y realiza entre 5 y 10 repeticiones más. Cuando estés experimentando esa sensación de cansancio piensa que mientras más intenso entrenes, más rápido y mejores serán los resultados.

✓ Cuando vayas a comer algo poco saludable piensa en lo que más te atormenta físicamente para que desistas de hacerlo, eso hará que tomes conciencia de que cada decisión equivocada te alejará más de la meta propuesta.

✓ Siempre se puede ser y estar mejor. Este es un punto muy importante para el constante crecimiento de una persona, es decir, un inconformismo bien manejado es muy positivo porque te mantendrá motivado y despertará en ti el deseo de superación permanente.

✓ No sueñes con tener el cuerpo de otra persona, trabaja fuerte para conseguir tu mejor versión, compite contigo mismo, especialmente cuando estabas más joven y tenías toda la energía y el vigor de la juventud. Ése debe ser tu mayor reto:

mantener la salud, la vitalidad y la energía a pesar del paso de los años.

✓ Agradece cada pequeño cambio que experimentes en tu cuerpo, utiliza estos avances como tu motivación diaria para seguir mejorando y perseverar hasta que cruces la meta final.

✓ Una de las claves del éxito es la organización. No dejes tu alimentación al azar: cocina en casa y lleva tus alimentos al trabajo o al sitio donde pases la mayoría de tu tiempo. Un consejo práctico que aplico constantemente es mantener una pequeña nevera portátil en el carro en la que mantengo frutas, yogurt, agua, etc., para estar siempre protegida de las tentaciones.

✓ El dolor muscular después de una rutina de ejercicios es una pesadilla para muchas personas. Si eres una de ellas, te invito a que lo aceptes con agrado porque esa sensación te demuestra que estimulaste tus músculos de una manera efectiva y tu cuerpo necesitará de más kilocalorías para regenerar las fibras que se afectaron durante el entrenamiento. Para aliviar el dolor y la sensación de rigidez te recomiendo una recuperación activa cambiando de actividad, estirando muy bien los músculos, practicando yoga, tomando un baño turco o metiéndote al sauna mientras te hidratas muy bien.

✓ Sé infiel a la hora de hacer ejercicio: explora nuevas disciplinas, sé curioso. No tengas temor de experimentar nuevos retos y experiencias porque lo maravilloso del mundo del *fitness* es que cada práctica te ofrece diferentes beneficios y mientras más disciplinas practiques más integral será tu salud física.

✓ Una alimentación natural, saludable y balanceada complementada por ejercicio físico beneficia a todas las personas, sin embargo mi mejor recomendación es que consultes primero con tu médico para que él determine, de acuerdo a tu estado de salud, si debes o no seguir todas mis indicaciones.

Ahora mi método es tuyo

El contenido de este libro es el resultado de muchos años de estudio y de práctica personal y profesional. *Cuerpazo para siempre* cuenta con todos los detalles que necesitas para empezar un plan integral que te conducirá al éxito. Cada fase del programa es importante y cumple una función específica para que la implementación de mi método sea efectiva. No pases por alto ninguna de las recomendaciones para tu caso personalizado ya que tu éxito depende de lo riguroso y disciplinado que seas al cumplir con cada uno de mis consejos.

Tener un estilo de vida saludable no tiene que ser algo traumático ni aburrido; por el contrario, mi mayor anhelo es sembrar en ti una semilla para que procures tu salud y tu cuerpo como lo más preciado que tienes y puedas alcanzar todos los sueños que tengas en la vida. Estoy segura de que dentro de esos sueños está ver crecer a tus hijos, tener una vida feliz al lado de tu familia, disfrutar los momentos con tu pareja, tener un físico agradable, sentirte siempre atractivo y sexy y llegar a la tercera edad con una buena salud. Todos esos anhelos los lograrás si cuidas de tu salud y si tomas las medidas pertinentes para cambiar el rumbo de tu vida, darle un buen ejemplo a tus seres queridos y demostrarte a ti mismo que eres capaz de lograr cualquier reto que te propongas.

La vida es bella y debemos disfrutar cada segundo que estemos en ella. Por esta razón no hay tiempo que perder: ahora que mi método es tuyo, aduéñate de él y empieza una nueva vida poniéndolo en práctica desde hoy mismo.

Agradecimientos

A Dios por permitirme evolucionar profesionalmente y enriquecer mi vida de conocimientos y experiencias para compartirlas con la comunidad.

A la memoria de mi padre que tanto extraño (QEPD).

A mi muñeca, Lili, por sembrar en mí el amor por lo natural y ser mi complemento a lo largo de los años en la búsqueda y creación de nuevas alternativas para hacer de la maravillosa aventura de un estilo de vida saludable, una experiencia fascinante y divertida.

A mi hermosa familia por impulsarme a crecer cada día como ser humano y como profesional para dar siempre lo mejor de mí con responsabilidad social.

A todo el grupo editorial de Atria Books, sello de Simon & Schuster, Inc. por creer en mi método como un modelo digno de ser difundido al público en varias obras.

A mi equipo de trabajo por su esfuerzo y empeño en dar lo mejor de sí para que cada pieza de este gran rompecabezas cumpliera con mis expectativas.

A todos mis seguidores por alentarme a hacer proyectos que les sirvan de consulta permanente. Sus manifestaciones de cariño y continuas peticiones son las que me mantienen motivada para crear espacios y proyectos que respondan a sus inquietudes y necesidades.

Los invito a seguirme en www.ClaudiaMolina.com; en mi aplicación, Claudia Molina App; y en mis redes sociales como mecanismo directo para que me compartan sus experiencias y conformemos un club de apoyo y permanente motivación. También los animo a utilizar el hashtag #cuerpazoparasiempre y #lasdeliciasdeclaudia en las redes sociales para que compartan conmigo sus experiencias y resultados.

Facebook.com/ClaudiaMolinaFitness
Instagram.com/ClaudiaMolinaFitness
Twitter.com/MolinaClaudia
YouTube.com/ClaudiaMolinaFitness
Snapchat.com/ClaudiaMolina1